万病のストレスを解消する！　泣き笑い健康法

吉野槇一

中経の文庫

はじめに

「ストレス」ほど、社会的にも、また医学的にも問題になっている言葉はありません。

しかし、一概にストレスといっても、ストレス刺激（ストレッサー）なのか、それともこの刺激によって引き起こされた症状などのストレス反応なのか、人によって解釈が異なります。

また、ストレス刺激には、身体的なものと精神的なものがあります。一般に「ストレス」といっているのは、精神的ストレス刺激を指しています。悲しみ、不安、悩みなどがこれにあたりますが、また、その原因を考えることによっても生じます。

精神的ストレス刺激は、さまざまな病気のきっかけになるばかりではなく、病状を悪化させることが多いのです。

社会では、職場などのストレス（精神的ストレス刺激）でうつ病など心の病気になるばかりでなく、就労困難になって経済的問題をも引き起こし、ときには同僚のみならず家族をも巻き込んでしまうことがあります。

不幸にも、自殺という事態になってしまうことさえあります。

このような悲しいことにならないためにも、常日頃、過激な精神的ストレス刺激の怖さを知り、その予防を心がけることが必要です。

そのためには、一時的にでもストレス刺激を軽減するか、またはなくすことが必要です。それにより、症状の悪化を防げるばかりでなく、個人個人に備わっている「自然治癒力」を増強することができるのです。

では、いったい、どうすればいいのでしょう？

その方法が、私が提唱している〝脳内リセット〟システムです。

脳内リセットとは、精神的ストレス刺激が生じる前頭葉のはたらきを一時的に無にするか、またはそれに近い状態にするとともに、ストレス刺激に立ち向かう神経系・内分泌系・免疫系の乱れを正すことです。

脳内リセットのボタンを押すのは、深い睡眠、楽しい笑い、涙を流して泣くこと、楽しいことに熱中することなどです。

このメカニズムは誰にでも備わっていますので、システムを理解し、ぜひみなさんに実践していただきたいのです。


最近、私はこの脳内リセットのメカニズムをもっと詳しく知るために、認知症の患者さんたちと健康な方々を対象に、光トポグラフィー（脳表面の血流の状態を調べる機械）を用いて、笑いと泣きの実験を行ないました。

その結果、笑った人、泣いた人の前頭葉では、著しい血流の増加、つまり脳細胞の活動が見られました。

このことから、「笑い」と「泣き」には、前頭葉で生じる精神的ストレス刺激を軽減するだけではなく、脳のリハビリテーション効果も期待できます。

本書では、多くの方々が心身ともに健康ですごされることを願い、ストレスの正体、ストレスと病気の関係、脳内リセットシステムとそのしくみ、病への効用などについて述べてみたいと思います。

本書がみなさんの健康に、少しでも貢献することができれば、これにまさる喜びはありません。

吉野　槇一

万病のストレスを解消する！　泣き笑い健康法●目次

第2章 「ストレス」が病気をつくっている

第3章 〝脳内リセット〟システム

第4章 〝自然に治る力〟を引き出す

データ編

本文イラスト／飯村俊一

第1章

「ストレス」に対する体のしくみ

＊ストレス反応とストレス刺激の違い

私たちの体は、約40兆～50兆という、天文学的な数の細胞で構成されています。似た細胞同士が集まって組織をつくり、そして消化器、心臓血管、呼吸器、筋骨格、脳神経、泌尿器、生殖器、内分泌、造血器などの器官を構成しています。

これらすべての器官は、それぞれの機能を発揮するとともに、協力し合い、人体が一定の環境下で生存し、繁殖できるようにしています。

この、〝人体を一定の環境下に保つはたらき〟を「ホメオスタシス（恒常性）を維持する」といいます。

医学の世界では、人体を含めた数多くの生物のホメオスタシスを乱すものを「ストレッサー」、その乱れを元に戻そうとする力とそれに付随する反応を「ストレス」といっています。

一般社会では、ストレッサーとストレスの区別はされておらず、この２つをまとめて「ストレス」という言葉で表現しています。

混乱しないように、本書ではストレッサーを「ストレス刺激」、ストレスを「ストレス反応」と呼ぶことにします。

しかし、「ストレス刺激」「ストレス反応」といわれても、少しわかりにくいかもしれません。

そこで、わかりやすくゴムまりにたとえて考えてみましょう。

ゴムまりが私たちの体で、外から加えられた力が「ストレス刺激」です。そして、この力に対応してできたくぼみと、それを元に戻す力が「ストレス反応」です（図1）。

加えられる力が強ければ強いほどくぼみが大きくなり、それを元に戻そうとする力も大きくなります。しかし、加えられる力が限界を超えると、ゴムまりは破裂してしまうことがあります。これが、「死」です。

ゴムの質が強い（ストレス刺激に強い）とか、ゴムまり（生体）に刺激を弱めるシステムが備わっていれば、力が強く加わってもくぼみはそれほど大

図1　ストレス刺激とストレス反応の関係

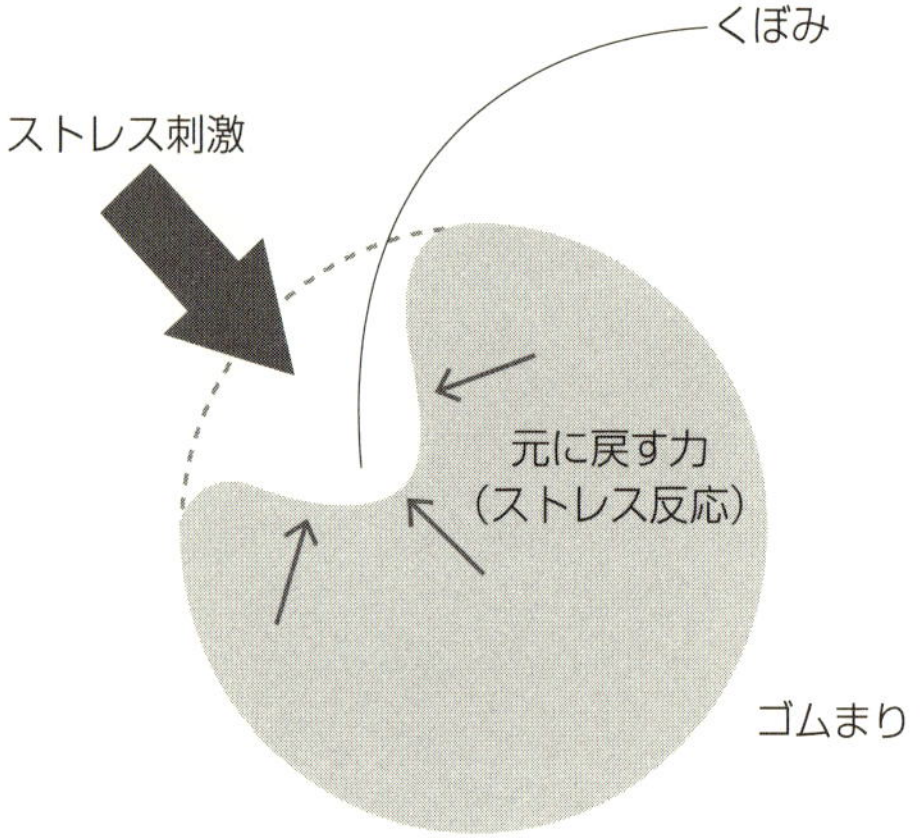

ストレス刺激に対応してできたくぼみと
それを元に戻す力がストレス反応。

きくなりません。このことは、ストレス刺激が加わっても、ストレス反応が強くならないことを意味しています。

＊ストレス刺激への三段構え　その１・細胞レベル

人類は約35億年かけて単細胞から多細胞、そして40兆～50兆の細胞で構成されている生体にまで進化してきました。

これら膨大な数の細胞のそれぞれは、進化の過程で獲得し、維持し続けた各種のストレス刺激に対応する物質をもっています。

これらは「ストレスタンパク」と呼ばれており、グルコース制御タンパク質、ユビキチンなどがそれです。

なかでもよく知られているのが、熱ショックタンパク質です。

培養細胞の養液を37℃から46℃に急に上げると、ほとんどの細胞は死滅します。しかし、37℃から40℃に、40℃から46℃にと2段階に分けて上昇させると、30パーセント近くの細胞は生き残ります。

また、リトッサは、ショウジョウバエの幼虫を高温などのストレス刺激にさらすと、幼虫の染色体の一部が活性化し（染色体の縞模様が膨らむ）、あるタンパク質を盛んに合成していることを発見しました。そして、このタンパク質を「熱ショックタンパク質」と名づけたのです。

このタンパク質は、地球上のすべての生物がもっています。

たとえば、私が専門としている関節リウマチでは、炎症が強くなると血液中の熱ショックタンパク質の量が増えます。また、精神的ストレス刺激が加わったときにもこの物質が増えます。

つまり、生体に害をなすいろいろなストレス刺激が加わると、それに対応して生存するために、私たちの体のそれぞれの細胞は反応するのです。

＊ストレス刺激への三段構え　その2・生体レベル

ストレス学を最初に確立したのは、カナダの生理学者ハンス・セリエだといわれています。

しかし、セリエより前に、外部から強い刺激を受けると交感神経系が反応してアドレナリンを多量に分泌し、さまざまな反応を起こして生体の恒常性を維持するということを発表した、アメリカの生理学者ウォルター・キャノンの業績は決して無視できません。

キャノンは、檻《おり》に入れられたネコの前でイヌをほえさせると、ネコは非常に興奮して瞳孔《どうこう》が拡大し、呼吸と脈拍数は増加、血圧は上昇、発汗は著しく、皮膚と内臓の血管は収縮する一方、逆に脳と筋肉の血管は拡大し、胃腸の機能が低下することなどを観察しました。

そして同時に、大量のアドレナリンが分泌されていることも発見しました。殺されるか否かという極限のストレス刺激にさらされると、人間を含め動物は身を守るため、まず瞳孔を開いて相手をよく見、そして脳細胞をフル回転させて自分の置かれている状況を判断します。どんな行動をとるか決めるために脳細胞を最大限、稼動させるのです。

したがって、脳細胞は十分な血液量が必要となり、脳の血管が拡大するの

図2　キャノンの実験

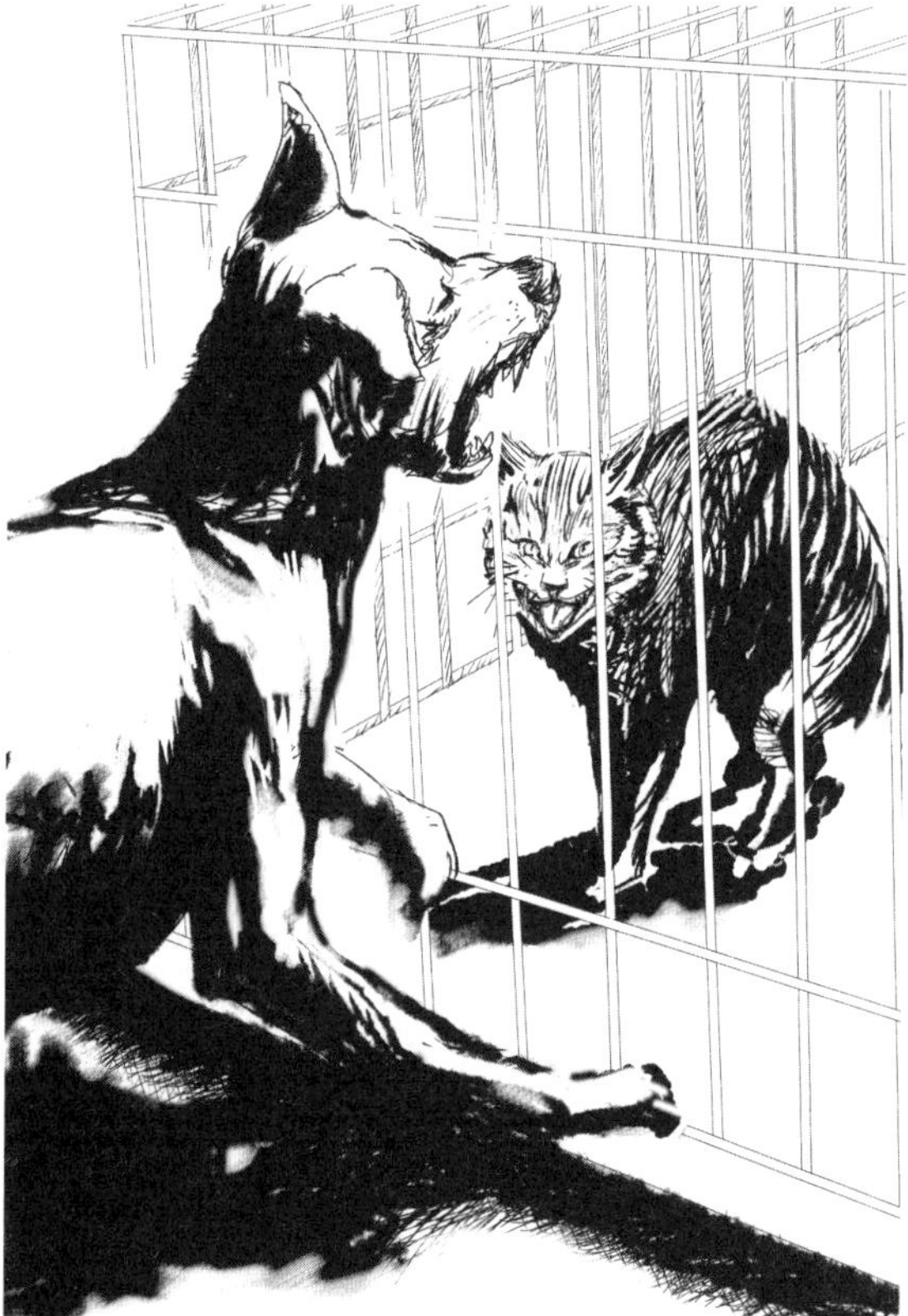

です。

また、相手と闘うにしろ、逃げるにしろ、強力な筋力を得るために、脳以外の皮膚や内臓の血管を収縮させ、筋肉内の血管を拡大し、血液を集めなければなりません。

なお、手のひらや足の裏に汗をかくのは、しっかりと物をつかんだり、走ったときにすべらないようにするために起きる、必然的な生理現象です。

これらの反応は、交感神経を介して副腎髄質《ふくじんずいしつ》から分泌される、アドレナリンの作用の結果なのです。

この現象は「キャノンの闘争・逃走反応」と呼ばれています。

＊ストレス刺激に強い人・弱い人

一方、セリエは偶然のきっかけでストレス学を確立した、といっても過言ではありません。セリエは最初、新しい性ホルモンを見つけるため、卵巣の抽出物をラットに注射していました。

この実験で、注射されたラットの胸腺《きょうせん》は萎縮《いしゅく》し、副腎は肥大し、胃には出血性潰瘍《かいよう》ができることがわかりました。セリエは、これが新しい性ホルモンによるものなのかどうかを確かめるため、次のような実験を行ないました。

卵巣以外の臓器として、胎盤や脾臓《ひぞう》の抽出物、また、ホルマリンなどの毒性のある物質などをラットに注射してみたのです。

その結果、同じように3徴候（胸腺萎縮、副腎肥大、胃の出血性潰瘍）が見られたので、セリエはがっかりしました。

しかし、ただでは起きませんでした。この結果から生体に害をなすもの（侵襲《しんしゅう》）が作用すると、その原因にかかわらず、共通した3徴候が起きると結論づけ、1936年に科学雑誌『ネイチャー（Nature）』に発表しました。

これが、ストレス学確立の瞬間です。

その後セリエは、ストレス反応の成り立ちとそのメカニズムを研究し、次のように述べています。

生体にストレス刺激が加わると、最初に体温、血圧、血糖が低下するとともに、神経系、筋肉のはたらきも減少し、いわゆる〝金縛り〟の状態になります。これは「ショック相」とも呼ばれています。

その後、ただちに体勢を立て直すため、キャノンが発表したアドレナリンなどが副腎髄質などから分泌されるとともに、副腎皮質からステロイドホルモンが産生され、ストレス刺激に対応するのです。

そしてショック相とはまったく反対に、体温、血圧、血糖は上昇し、神経系、筋肉などは活溌に活動します。これが「反ショック相」です。

ショック相と反ショック相を合わせて、「警告反応期」といいます。

その後、さらにストレス刺激が加え続けられると抵抗力が増し、それを維持する時期（抵抗期）が続きます。しかし、ストレス刺激が長く続き過ぎたり、ほかのストレス刺激が新たに加わったりすると抵抗力は弱まり、生体はストレス刺激に負けて疲弊《ひへい》し、死に至ります。これが疲弊期です（図３）。

ストレス刺激にさらされる期間や強さによって、このストレス反応は警告

図3　ストレス反応の進展と生体の抵抗力との関係

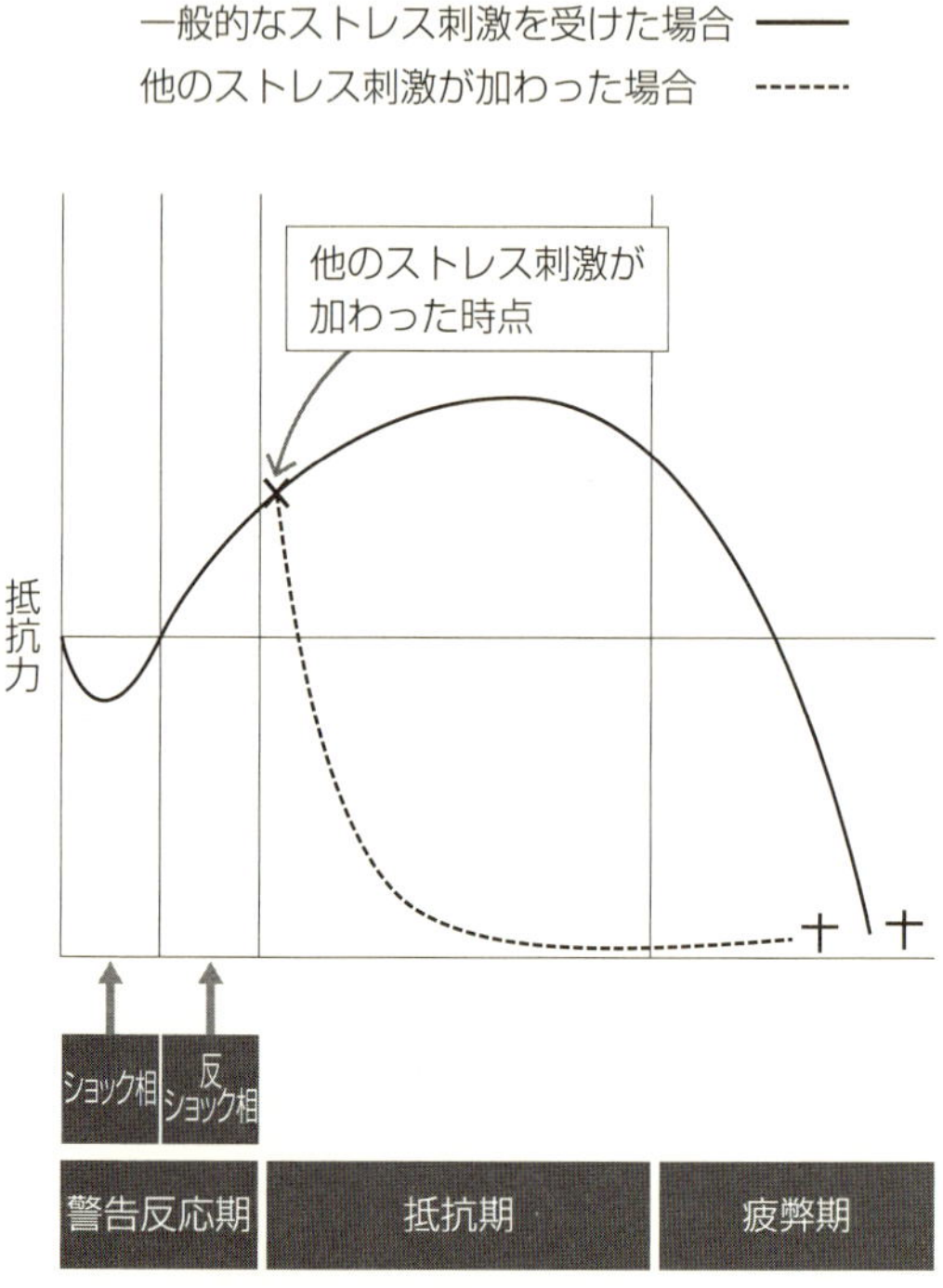

他のストレス刺激が加わると、
生体の抵抗力が著しく低下する。

反応期で終わったり、ときには警告反応期と抵抗期を飛び越えていきなり疲弊期になることがあります。

ストレス刺激に対する抵抗力は、ストレス刺激の強さやそれにさらされる期間、さらにほかのストレス刺激が加わるか否かによって左右されるといえます。

一方、ストレス反応のしくみについて、セリエは、視床下部《ししょうかぶ》・脳下垂《のうかすい》体《たい》・副腎皮質軸（伝達系）と、視床下部・自律神経系（交感神経）軸に重きを置いて論じています（図４）。

現在では、セリエの考えをさらに発展させ、神経系・内分泌系・免疫系を加えた３つの系が、ストレス刺激の情報をお互いに共有し合って対応していることが明らかになってきました（図５）。

ストレス刺激が強かったり、長期間続くと、このシステムの機能が乱れ、刺激に対する抵抗力が低下し、精神的・身体的障害（病気など）が起きます。

図4　セリエが提唱したストレス反応のしくみ

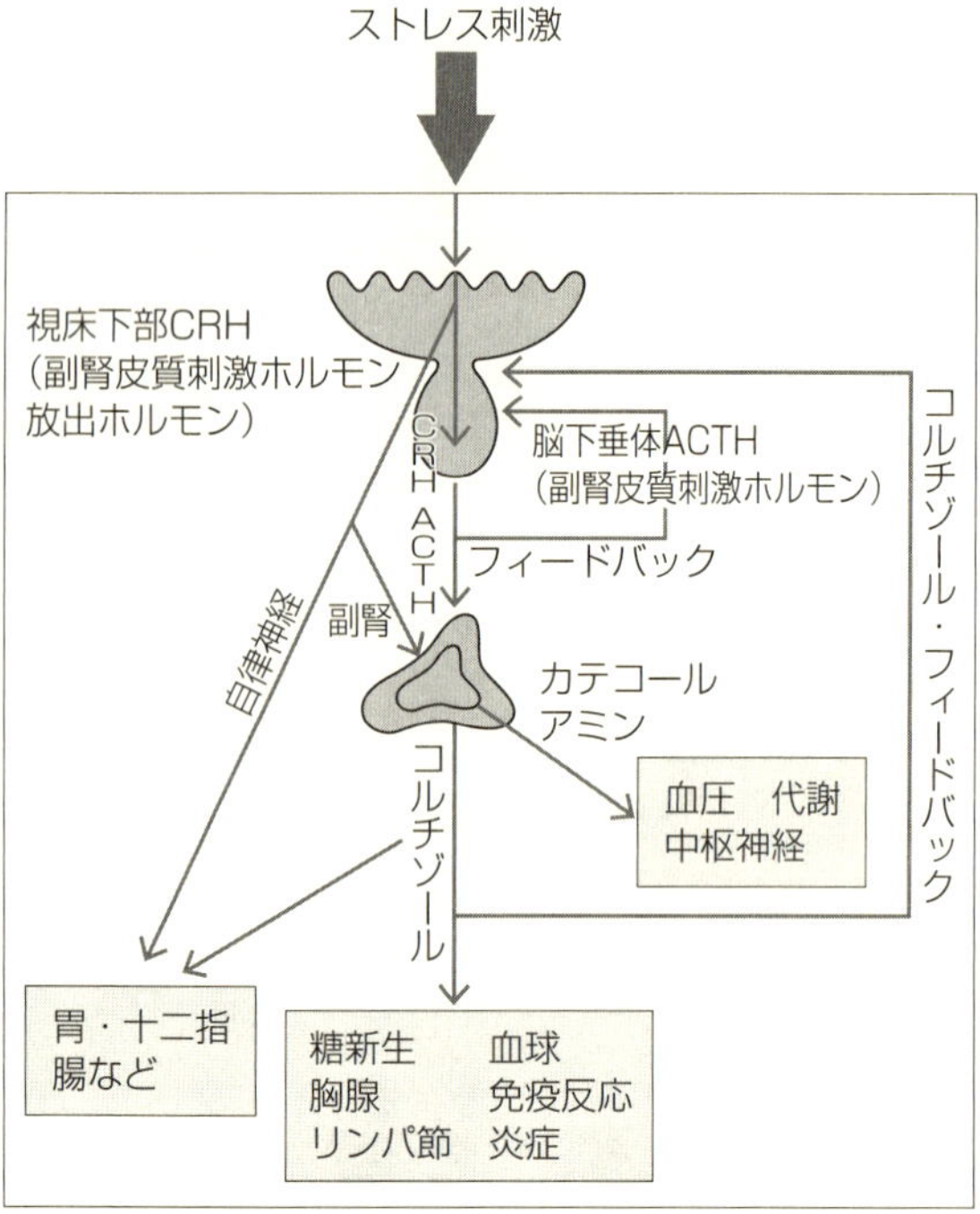

現在のようにストレス刺激に対する神経系（自律神経系）・内分泌系・免疫系の役割をまだ同等に論じてはいない。その基となる考えである。

図5　現在、実証されているストレス反応のしくみ

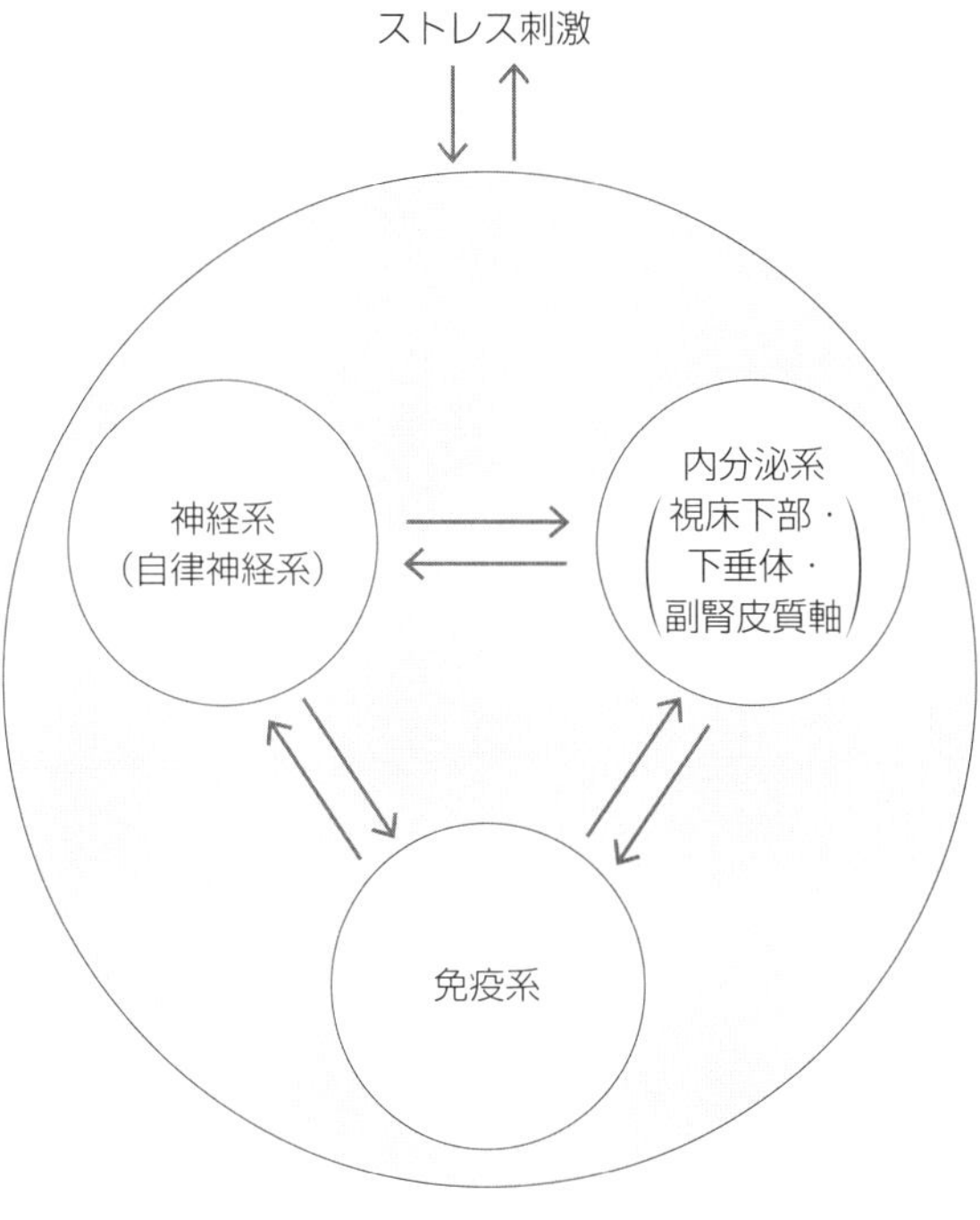

ストレス刺激に対し、神経系・内分泌系・免疫系が互いにホルモン、サイトカイン、神経伝達物質などを用いて情報のやりとりを行ないながら対応している。

しかし、このような抵抗力の低下は、同じストレス刺激でも個人によって差が見られます。つまり、ストレス刺激に強い人と弱い人がいるのです。

＊弱いストレス刺激は必要？

なぜ、このような差があるのでしょうか？

それは、環境の違いがあるからです。ストレス刺激を何回も受けると、抵抗力はその都度必ず増します。

世間では古くから、「挫折してきた人間は、なんの苦労もなく育った人に比べて打たれ強い」とか、「苦難に耐える力が強い」などといわれていますが、まさにそのとおりなのです。

このような回復可能なストレス刺激は、その人を強くしてくれるものなので、決して悪いものではありません。そのため、このような耐えられるストレス刺激を、「よいストレス刺激」と呼んでいます。

一般的には「ストレス刺激」といえば、すべて悪いものだと思われていますが、決してそうではありません。よいストレス刺激もあることを、ぜひ理解しておいてください。

このことは、次のような動物実験でも明らかになっています。

ある母ラットから同時に生まれた赤子ラットを無作為に2群に分け、1つの群には耐え得る弱い刺激（電気ショックと振動）を、もう1つの群には何も刺激を与えず飼育しました。その結果、刺激を受けたラットはより体が大きく、抵抗力も強く、そしてストレス刺激を受けたとき反応するステロイドホルモンやアドレナリンなどを分泌する副腎が、大きくなっていることが確かめられています。

ここで、2つの疑問がわいてきます。

1つは、「与えられた刺激に強くなることはわかったが、ほかの刺激にも強くなるのか？」ということです。答えはそのとおりで、ストレス刺激の種類にかかわらず、すべての刺激に対して強くなります。

もう1つの疑問は、「そうはいっても生まれつきの個体差があるのではないか?」ということです。

確かに、個体によってストレス刺激に対する反応の差はあります。しかし、弱いストレス反応でも、耐え得る刺激を与え続けると、徐々に強くなります。

このことは、家庭、学校などにおける子どもの教育に、1つのヒントを与えてくれているのではないでしょうか。子どもばかりではなく、新入社員の教育などにも参考にできるでしょう。

*ストレス刺激への三段構え　その3・精神活動レベル

人間は脳、特に前頭葉が発達し、思い、悩み、考え、創造するなど、極めて高度な知能と感情を獲得しました。

その結果、負のはたらきとして、ほかの動物には見られない、悲しみ、苦しみ、うつなどの心の病を背負ってしまったのではないでしょうか。

さらにやっかいなことに、人間は考えるがゆえに悲しみや苦しみを自分自身で増幅させてしまうのです。

しかし、私たちには、これら精神的ストレス刺激とその反応を、なくしたり弱めたりする防御システムが備わっています。そうでなければ、人間はみな精神的に障害を起こして、生存できていないでしょう。

では、その防御システムとはなんでしょうか？

それはまず、睡眠です。睡眠には、瞳が動かない「ノンレム睡眠」と、瞳が動く「レム睡眠」の２種類があります。

ノンレム睡眠は脳を休ませ、レム睡眠は身体に休息を与えるといわれています。興味深いのは、動物の進化とともにノンレム睡眠の時間の割合が徐々に増えてきていることです。

つまり、大脳の発達が著しい人間は、ほかの動物よりもノンレム睡眠の比率が大きいのです。熟睡は精神的ストレス刺激を解消する力をもっています。

睡眠をとらないと、精神的・身体的ストレス刺激を軽減することができません。また、のちほど詳しく述べますが、睡眠のほか、「笑う」「泣く」などにも同じような効果が見られます。

たとえばコンピュータでも、いくら便利だからといってずっと使い続けていればシステムに異常をきたしてしまいます。そのため、ときにメンテナンスを行ない、使わないときはスイッチをＯＦＦにする必要があります。

人間は機械ではありませんから、このたとえは適当ではないかもしれませんが、私たちの睡眠がちょうどコンピュータのＯＦＦ状態、ストレス刺激のない状態にあたるといえるでしょう。

そして、目覚めているときにＯＦＦのときと同じように脳を一時的に休ませる状態になるのが、笑ったり泣いたりしているときだということが私の実験でわかったのです。

以上をまとめると、私たちは、①細胞レベルでは熱ショックタンパク質などを活用して、②生体レベルでは神経系（自律神経系）・内分泌系・免疫系で、③精神活動レベルではノンレム睡眠、また笑う・泣くなどによって、各種のストレス刺激に対応しているのです。

まさに〝ストレス刺激への三段構え〟。私たちの体は、実によくできていますね（図６）。

＊病気を起こす「４大ストレス刺激」とは

しかし、この三段構えを壊し、病を引き起こす過激なストレス刺激は数多くあります。その原因は、次のように分類されています。

⑴寒冷、高温、熱傷などの物理的ストレス刺激
⑵薬品、化学物質、酸素などの化学的ストレス刺激
⑶ウイルス、真菌、細菌、花粉、病気などの生物学的ストレス刺激
⑷いじめ、過労、離婚、病気などの精神的ストレス刺激

このうち、特に問題になっているのが⑷の精神的ストレス刺激です。世間一般が「ストレス、ストレス」と言っているのは、このことです。

図6　ストレス刺激に対応する3つのシステムとその関係

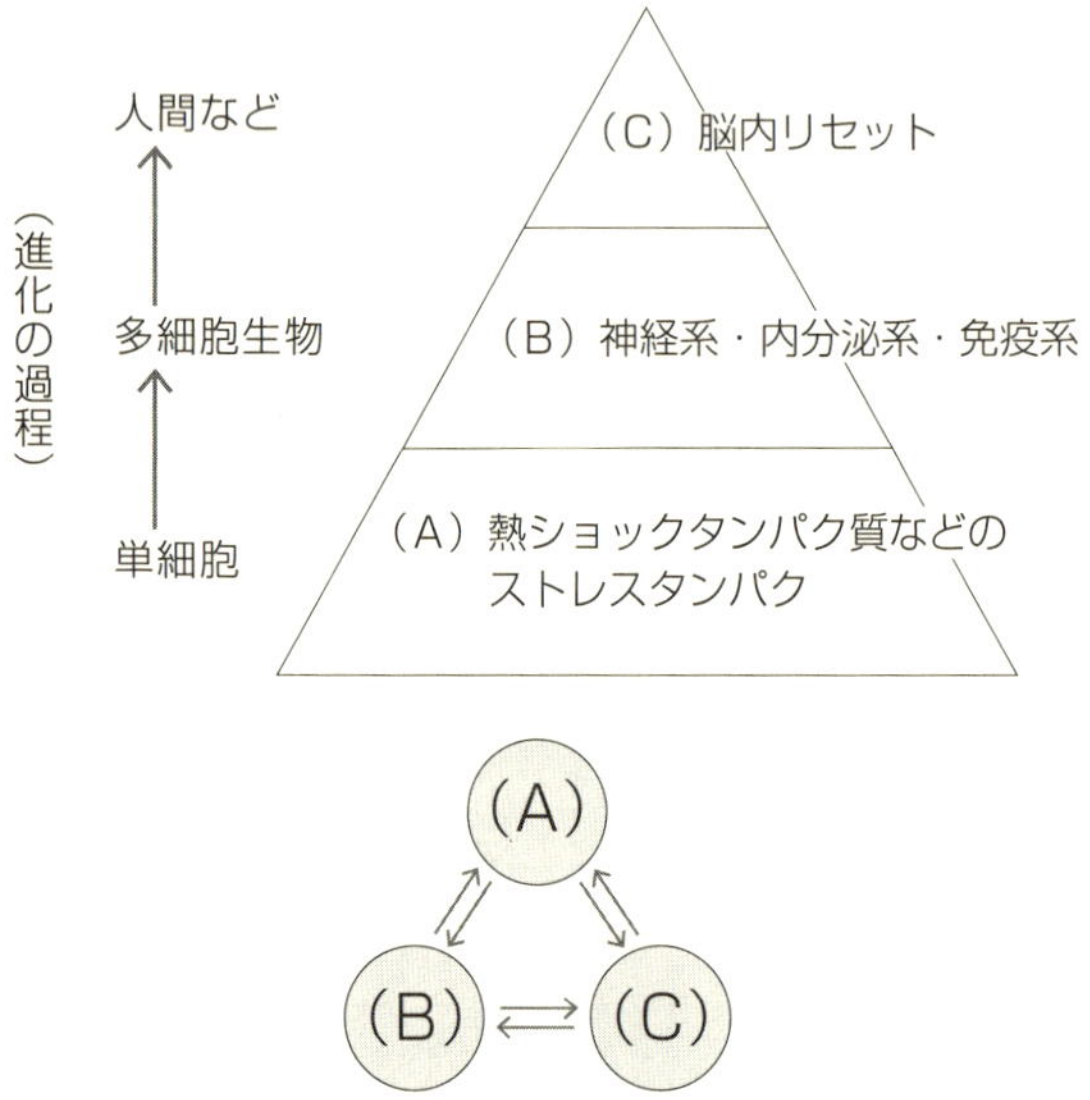

私たち人間は進化とともに、まず細胞レベルで熱ショックタンパク質などのストレスタンパクを合成し、次に順次、神経（自律神経）系・内分泌系・免疫系を、そして前頭葉の発達とともに脳内リセットシステムを構築してきた。
これら3つのシステムは、お互いに協同して各種ストレス刺激に対応し、心身の恒常性を維持している。

たとえば、家族や友人の病気または死亡、破産などの経済的損失、対人関係の悪化、仕事の行き詰まり、失業、試験、不合格、暴力、虐待、犯罪、テロ、戦争、社会不安など、精神的ストレス刺激はたくさんあります（表1）。

これら精神的ストレス刺激の有無や強さは、その原因、期間、個人の感受性などによって異なります。

前述したように、私たちの体はストレス刺激が加わると、各防御システムがはたらいて生体の内部環境が乱れないようになっています。しかし、ストレス刺激が強かったり、長期間受け続けたりすると、個人の感受性の違いはあるにせよ、生体になんらかの病的症状があらわれてきます。

では、自分がどのくらいストレス刺激を受け、どのくらいの強さの反応が起きているかを判定することは可能なのでしょうか？

通常は難しいでしょう。人によっては、実は大変な精神的ストレス刺激を受けているのにもかかわらず、仕事中毒などでその刺激が隠され、自覚でき

表1　社会的再適応評価尺度

順位	出来事	LCU得点
1.	配偶者の死	100
2.	離婚	73
3.	夫婦別居生活	65
4.	拘留	63
5.	親族の死	63
6.	個人のケガや病気	53
7.	結婚	50
8.	解雇・失業	47
9.	夫婦の和解・調停	45
10.	退職	45
11.	家族の健康上の大きな変化	44
12.	妊娠	40
13.	性的障害	39
14.	新たな家族構成員の増加	39
15.	仕事の再調整	39
16.	経済状態の大きな変化	38
17.	親友の死	37
18.	転職	36
19.	配偶者との口論の大きな変化	35
20.	1万ドル以上の抵当（借金）	31
21.	担保、貸付金の損失	30
22.	仕事上の責任の変化	29
23.	息子や娘が家を離れる	29
24.	親戚とのトラブル	29
25.	個人的な輝かしい成功	28
26.	妻の就職や離職	26
27.	就学・卒業	26
28.	生活条件の変化	25
29.	個人的習慣の修正	24
30.	上司とのトラブル	23
31.	労働条件の変化	20
32.	住居の変更	20
33.	学校を変わる	20
34.	レクリエーションの変化	19
35.	教会活動の変化	19
36.	社会活動の変化	18
37.	1万ドル以下の抵当（借金）	17
38.	睡眠習慣の変化	16
39.	団らんする家族の数の変化	15
40.	食習慣の変化	15
41.	休暇	13
42.	クリスマス	12
43.	些細な違法行為	11

LCU：Life Change Unit（生活を変化させる単位）

※過去1年間で合計300点を超えると、翌年8割の人が、また299～200点では5割の人が病気になると考えられている。

ないこともあります。

しかし、現実には心身になんらかの症状があらわれているのです。

この、心身が反応している状態を評価する判定法には、ＣＭＩ、ＳＤＳ、ＭＡＳなどのアンケート調査法がいくつかありますが、どれも複雑です。

そこで、誰にでも簡単にできる、日常生活でのストレス反応の有無と、その程度が調べられる検査方法を紹介しましょう。

15項目の質問と、持病が悪化（数週間以上続く）するかどうかの質問から構成されており、少なくとも３項目以上あてはまる場合は、ストレス反応状態であると判定されます（表２）。

ぜひ、この方法で早めに心身のストレス刺激の有無を判定し、適切な対策をとられることを希望します。

治療には、「早期発見、早期治療（対策）」が何より大事なのです。

表2　ストレス反応状態持続のチェック項目

1. 頭がスッキリせず、重たい感じがする	(はい、いいえ)
2. 目が疲れやすく、まぶたがピクピクする	(はい、いいえ)
3. 動悸がしたり、胸苦しくなったりする	(はい、いいえ)
4. 食欲がわかず、食事がおいしくなくなる	(はい、いいえ)
5. 吐き気がしたり、下痢や便秘をしやすくなる	(はい、いいえ)
6. 肩がこったり、腰がだるい	(はい、いいえ)
7. 手足が冷たくなったり、汗が出やすくなる	(はい、いいえ)
8. 皮膚が荒れたり、かぶれやすくなる	(はい、いいえ)
9. 風邪をひきやすくなる	(はい、いいえ)
10. 寝つきが悪く、熟睡できず、寝覚めが悪い	(はい、いいえ)
11. 仕事に意欲がわかず、根気が続かなくなる	(はい、いいえ)
12. 趣味やスポーツを楽しむ気にならなくなる	(はい、いいえ)
13. 人に会うのが億劫になる	(はい、いいえ)
14. 気が散って注意の集中ができなくなる	(はい、いいえ)
15. 些細なことに腹が立ったり、イライラする	(はい、いいえ)

15項目中少なくとも3項目以上を満たせば
ストレス反応状態であると考えられる。

第1章のまとめ

- 私たちの体はストレス刺激に対して、①細胞レベル、②生体レベル、③精神活動レベルの三段構えで備えをもっている。
- この三段構えを壊し、病気を引き起こすストレス刺激には、①物理的ストレス刺激、②化学的ストレス刺激、③生物学的ストレス刺激、④精神的ストレス刺激がある。
- 現代社会で特に問題になっているのが、精神的ストレス刺激である。
- 病気を防ぐには、各種ストレス刺激に早めに気づき、対応することが大切である。

第2章

「ストレス」が病気をつくっている

＊なぜ「ストレス」で病気になるのか？

古今東西を問わず、「心と病」は密接な関係にあることがよく知られています。心とはこの場合、精神的ストレス刺激を指します。

たとえば、「うつの人は快活な人と比べて、ガンにかかりやすい」「親子関係がよくない子どもは、アレルギー疾患、自己免疫疾患、悪性腫瘍などに罹《り》患《かん》しやすい」「心労は結核を悪化させる」「ガンで妻を亡くした夫は、死別後1～2か月は免疫機能が著しく低下する」といった例が、医学専門誌に報告されています。

このように、精神的ストレス刺激と病気は切っても切れない関係です。病気は心身を問わず数多くありますが、精神的ストレス刺激に影響を受けやすい病気は、決して少なくありません（表3）。

古くは、アメリカの心身医学者であるフランツ・アレキサンダーが挙げた「seven holy diseases（7つの聖なる病気、7つの代表的な心身症）」が有名

表３　身体的ならびに精神的ストレス刺激の影響を受けやすい病気など

循環器系	本能性高血圧、虚血性心疾患、不整脈、心臓神経症、神経循環無力症など
呼吸器系	気管支ぜんそく、咳ぜんそく、神経性咳嗽《がいそう》、過換気症候群など
消化器系	消化性潰瘍《かいよう》（胃・十二指腸潰瘍）、機能性胃腸障害、食道機能異常症、過敏性腸症候群など
内分泌系	糖尿病、バセドー病、高尿酸血症、高脂血症など
免疫系	関節リウマチ、全身性エリテマトーデスなどの膠《こう》原《げん》病など
神経系	緊張性頭痛、片頭痛、書痙《しょけい》、痙性斜頸《けいせいしゃけい》、自律神経失調症など
筋骨格系	慢性疲労性症候群、線維筋痛症、腰痛症などの疼《とう》痛《つう》性疾患
婦人科系	更年期障害、マタニティブルー、機能性子宮出血など
泌尿器科系	夜尿症、勃起障害など
眼科系	視力障害、視野異常、眼瞼下垂《がんけんかすい》など
耳鼻科系	耳鳴り、めまい、のどの違和感など
皮膚科系	アトピー性皮膚炎、慢性蕁麻疹《じんましん》、円形脱毛症など
精神科系	不安障害、うつ病、適応障害、心的外傷後ストレス障害など
その他	ガンなどの悪性腫瘍、自殺など

です。

消化性潰瘍、潰瘍性大腸炎、気管支ぜんそく、本態性《ほんたいせい》高血圧、神経性皮膚炎、甲状腺中毒症、関節リウマチのことです。

今日、この「seven holy diseases」以外にも、精神的ストレス刺激に影響されやすく、そして社会的にも問題になっている病気があります。その代表的な病気について、述べてみたいと思います。

第1章で紹介した、キャノンとセリエの実験を思い出してください。

キャノンは、檻《おり》の中に入れたネコの前でイヌにほえさせたとき、ネコはどのような反応を起こすか調べました。

ネコは過度の精神的ストレス刺激で、交感神経が優位になり、呼吸数と脈拍数が増加し、血圧が上昇、皮膚・内臓の血管が収縮するなどの反応が見られました。

そして同時に、これらはアドレナリンの作用であることも明らかになりました。

なお、この実験は、ネコを極限状態に置いたものなので、人間にはあてはまらないのではないかと考える方もいることと思います。

確かに一理ありますが、このような原始的な反応はネコに限らず、イヌやサル、ヒトでも起きます。そのため、キャノンの研究は高く評価されているのです。

これらの実験結果から、精神的ストレス刺激は循環器系、呼吸器系、消化器系などの病気を悪化させ得ることが推測されます。

この実験は、一時的に過激な精神的ストレス刺激を加えたもので、日常生活でこのような大きな刺激を受けることはほとんどありません。

しかし、たとえばベトナム戦争の帰還兵に最初に見られた、心的外傷後ストレス障害（ＰＴＳＤ）などはこれにあたります。ＰＴＳＤは、大災害、大事故、暴力などのあとにも発症することが報告されています。

無力感、記憶力や思考力の低下、恐怖感、悪夢、うつ状態、ときに興奮するなど、多様な精神症状を示します。日本でも、大災害や大事故のあとに発病する人が多く、社会的な問題になっています。

私たちは日頃、このような過度の刺激を受けることは少なく、これよりは弱く、そして長期間続く精神的ストレス刺激を受けていることが多いでしょう。実は、これが問題なのです。

ジワジワと影響を受け続け、病気が固定化してしまう心配があるからです。

＊病気の発症を左右するストレス刺激

セリエの実験では、ラットが熱、化学物質などの刺激を外部から受けたり、内部に異物や有害なものを入れられると、副腎皮質《ふくじん》の肥大、脾臓《ひぞう》と胸腺《きょうせん》の萎縮《いしゅく》、胃・十二指腸潰瘍、そして性機能障害をきたすことがわかりました。

この実験結果はヒトにもあてはまる現象ですが、キャノンの実験と根本的に異なる点は、これら反応や病気が、精神的ストレス刺激が主体ではなく、身体的ストレス刺激によっても起きたということです。

このことは、刺激（病気自体によって身体が傷つけられていること）が、いかに病気に悪いのかを示しています。

なぜなら、ラットの体の内と外に刺激を直接加えた実験だからです。

多くの病気は、身体的・精神的ストレス刺激で発病すると確信している人がいますが、必ずしもそうだといえるまでの確証は、まだありません。

しかし、これらストレス刺激が1つの要因になり得ることはよく知られています。そして、このストレス刺激は病気の症状を悪化させることが少なくありません。このことは、日常診療でよく経験することです。

私はこれを「A＝B＋C」という式であらわしてみました（図7）。

この式は、身体的・精神的ストレス刺激に影響を受けやすい、すべての病気に大なり小なりあてはまります。

なかでも、これらのストレス刺激に特に影響を受けやすい病気が、セリエの実験、そして先人たちの長年の臨床経験から明らかになってきました。

図7　A＝B＋C

A：患者の症状

＝

B：病気そのものによって引き起こされた症状

＋

C：過度の精神的ストレスによって引き起こされた症状

Cのストレスが少なければ少なくなるほど、Aの症状は軽くなり、薬などの治療効果が得られやすくなる。そしてときには、自然に治癒することもある。

セリエの実験結果で変化が起きた臓器は、副腎皮質、胸腺、脾臓、そして胃・十二指腸などでした。副腎は腎臓の上にある小さな臓器です。中心部を「髄質」、その周囲を「皮質」と呼びます。

髄質からはアドレナリン、皮質からはコルチゾールと少量のコルチコステロンが分泌されます。いずれも、ストレス刺激とその反応に深く関与しているホルモンです。

副腎皮質が肥大したというセリエの実験結果は、コルチゾールの分泌量が増加したことを意味しています。コルチゾールは、どのようなはたらきをしているホルモンなのでしょうか。

コルチゾールの作用は、

(1)組織中のタンパク質をグルコース（糖）に変える
(2)ストレス刺激に対応し体の内部環境の恒常性を保つ
(3)ウイルスや細菌によらない炎症や免疫反応を抑える

などです。

特に、(2)が注目されるはたらきです。

副腎の皮質部を切除した動物は、ちょっとしたストレス刺激でも死んでしまいます。ヒトでも同じようなことが起きます。

つまり、コルチゾールは生体にとって非常に有益な、ストレス刺激とは切っても切れないホルモンなのです。

＊心が病気の引き金になる？

各種のストレス刺激を内分泌系として最初に受けとるのは、視床下部《ししょうかぶ》です。

視床下部は、このコルチゾールだけではなく、ほかのホルモン分泌の中枢でもあるため、ストレス刺激を受けると、甲状腺ホルモン、性腺ホルモン、成長ホルモンなども強く影響を受けます。

このことからもわかるように、身体的ストレス刺激（病気自体）や、精神的ストレス刺激が度を超えると、糖尿病、バセドー病などの内分泌系の病気、機能性子宮出血などの婦人科の病気、免疫系の病気、そして特に外傷やもろもろの病気で引き起こされるショックなどに強い影響を与えます。

免疫機能の主役の1つでもある、リンパ球に満ちている臓器が胸腺です。胸の真ん中にある胸骨の裏側にあり、移植などの異物反応時に活躍するリンパ球T細胞にとっては大事な場所です。

一方、左脇腹にある脾臓《ひぞう》は、血管系の濾過《ろか》器でもあり、また、血液の貯留槽でもある臓器です。赤血球や、リンパ球をはじめとする白血球が充満しており、免疫グロブリンなどの抗体を産生するリンパ球Ｂ細胞にとっては大切な場所です。

この胸腺と脾臓以外、免疫機能にかかわる器官は、身体中あらゆるところに散在しているリンパ節です。

これらすべての器官には、交感神経と副交感神経が分布し、その機能を調節しています。

たとえば、ストレス刺激が加わり副交感神経よりも交感神経が優勢になると、顆粒《かりゅう》球は増加します。反対にリンパ球やＮＫ（ナチュラルキラー）細胞の数や機能は低下し、死滅に至ることがあります。逆に、ストレス刺激が緩和して副交感神経が優位になると、逆の反応が起きます。

これらの反応は、私たちが心身とも健康にすごしていくうえで、理にかなったものなのです。

しかし、過激なストレス刺激が生体に加わると、常に交感神経が優位になり、リンパ球などの数を減らし、その結果、胸腺や脾臓が萎縮してきます。

このことから、過度の身体的・精神的ストレス刺激が、免疫機能と深くかかわっている病気（関節リウマチ、全身性エリテマトーデスなどの膠原病、アトピー性皮膚炎や気管支ぜんそくなど）にいかに悪いかが理解されます。

＊ストレス刺激は胃・十二指腸にくる

「断腸の思い」という言葉があるように、喜怒哀楽といった情動に左右されやすい臓器の1つが胃・十二指腸です。

この臓器の潰瘍は、前述したアレキサンダーの「seven holy diseases」のなかにも含まれています。

胃・十二指腸は胃酸、ペプシンなど消化にかかわる物質を分泌するとともに、消化物を小腸のほうへ移動させる運動をしていますが、このはたらきも交感神経と副交感神経に支配されています。

この両者のバランスがとれているのがよい状態なのですが、ストレス刺激などでこのバランスが乱れると、いろいろな変化が起きてきます。

過激なストレス刺激が加わると、まず交感神経を介して胃・十二指腸の粘膜下の細動脈の血流が減少し、組織の抵抗力が減少するとともに、胃酸やペプシンなどの分泌が高まり、その結果粘膜が刺激を受け、潰瘍ができるのです。

なお、依存的な性格の人は些細なストレス刺激で交感神経が優位になり、胃や十二指腸などの運動機能が高まって、吐き気、腹痛、下痢などの症状が起きると報告されています。

いずれにせよ、両者のバランスが乱れると、胃・十二指腸にかかわらず、他の消化器官にもさまざまな症状があらわれます。

このように、強い身体的・精神的ストレス刺激は、消化性潰瘍、機能性胃腸障害、過敏性腸症候群などの消化器系の病気に大きな影響を与えているのです。

次に、精神的ストレス刺激が「国民病」といわれている糖尿病、ガン、うつ病などに対して、いかに影響を与えているのか、また、病気自体がどのような精神的ストレス刺激とその反応を生むのかを解説したいと思います。

＊糖尿病に「ストレス」はNG

糖尿病は、インスリンの量が相対的に不足する病気です。インスリンには、グルコース（糖）を細胞内へ取り込んだり、糖を分解してエネルギーを得たり、肝臓や筋肉内で糖をグリコーゲン（多糖類）に変えて蓄えたりするはたらきがあります。

インスリンが不足する結果、血糖値が上昇し、多岐にわたる症状を引き起こします。

血糖値が急に上昇すると、多尿、口渇《こうかつ》、多飲、そしてまれに意識障害が生じます。

一方、高血糖が長期に続くと、網膜症、腎障害、末梢《まっしょう》神経障害、脳血管障害、虚血性心疾患、下肢壊疽《かしえそ》など、全身に病変が起きます。

ときには急に血糖値が低下し、意識障害をきたすこともあります。糖尿病は全身病なのです！（詳しくは162ページ参照）

また、過度の身体的・精神的ストレス刺激が加わると、糖尿病素因のある人は発病の危険が生じ、現在糖尿病に罹《かか》っている人は必ず悪化します。ストレス刺激は糖尿病にとっては大敵なのです。

では、糖尿病の患者さんは、どのような精神的ストレス刺激や反応を抱えているのでしょうか。

程度の差はありますが、患者さんの約30パーセント近くはうつ病を合併していると報告されています。

この結果からも、精神的ストレス刺激・反応に悩んでいる患者さんが少なからずいることが推測されます。

患者さんは血糖値をコントロールするため、薬剤を服用、または注射していますが、日常生活において食事に気をつかい、カロリー制限をしなければならないとか、カロリーを消費するため運動をしなければならないなど、規則正しい生活を強いられます。

実は、それが大変な精神的ストレス刺激になるのです。人によっては、「他人にこの病気のことを知られたくない」など、対社会的なストレス刺激も抱えています。

このように、糖尿病の人は病気自体が引き金になって、特有な精神的ストレス刺激が生じるばかりではなく、「うつ」などのストレス反応が起きます。

そして、このストレス反応の症状がまたストレス刺激になって、症状をさらに悪化させるという悪循環になります。

強い精神的ストレス刺激を減らすことが、糖尿病治療の基本ともいえるでしょう。

＊ガンとストレス刺激の悪循環

私たちの身体を構成している、細胞の根元をなす遺伝子DNAが、ウイルス、化学物質、紫外線、または突然変異などで異常をきたしたものが、ガン細胞です（筋肉、骨、脂肪組織などに生じた場合は、「肉腫」と呼びます）。

ガンの〝ガン〟たるゆえんは、私たち自身を構成している細胞が突然変異し、早い速度で永久に増殖し続け、勝手にあちこちへ転移し、正常な細胞、組織、器官を傷つけ、死を招くことがある点です。

ガンはちょうど、私たちの社会の〝犯罪者〟と考えれば、よく理解できるのではないでしょうか。

私たちの社会では、この〝犯罪者〟は野放しにされていません。法にのっとって司法、警察が取り締まり、一般社会への害を、可能な限り出さないようにしています。

この〝犯罪者〟がゼロという社会は、残念ながら世界中どこにもないと思います。このような者は、必ずある頻度で出てきます。

これと同じように、私たちの身体でも、毎日、数千個の単位で細胞がガン化しているのです。

私たちの身体にも、一般社会と同じように司法とか警察に相当する機能があります。それが免疫機能です。

NK（ナチュラルキラー）細胞、キラーT細胞、マクロファージなどが、ガン化した細胞を取り除いています。

しかし、なんらかの原因で免疫機能が低下してしまったり、免疫機能を超えて数多くの細胞がガン化したとき、ガン細胞は増殖し、腫瘍、いわゆるガンになります。

たとえば、胃ガン、大腸ガン、肝臓ガン、膵臓《すいぞう》ガン、肺ガン、腎臓ガン、皮膚ガンなどです。不幸にしてガンになったとしても、正常な免疫機能が維持されていれば、（人によって程度は異なりますが）ガンの発育を抑えるか、その進行を遅らせることが可能です。

この免疫機能は、強い身体的・精神的ストレス刺激によって必ず低下することが知られています。

その理由は、免疫器官である胸腺、脾臓、リンパ節、骨髄などに分布している自律神経（交感神経と副交感神経）が、免疫担当細胞であるリンパ球、顆粒球などの流れを調節するとともに、これら個々の細胞のはたらきに対しても影響を与えているからです。

身体的・精神的ストレス刺激によって交感神経が副交感神経より優位になると、副腎髄質からアドレナリンが分泌され、このアドレナリンがＮＫ細胞の膜上にあるアドレナリンＢ受容体と結合し、その活性を低下させます。

また、同様に副腎皮質から分泌されたコルチゾールはリンパ球だけではなく、ガン細胞を取り除くマクロファージの機能をも低下させ、ときには死滅させることもあります（図８）。

そのため、強い身体的・精神的ストレス刺激は、ガンに立ち向かう免疫機能を確実に低下させるのです。

図８　身体的ならびに精神的ストレス刺激による免疫機能低下のしくみ

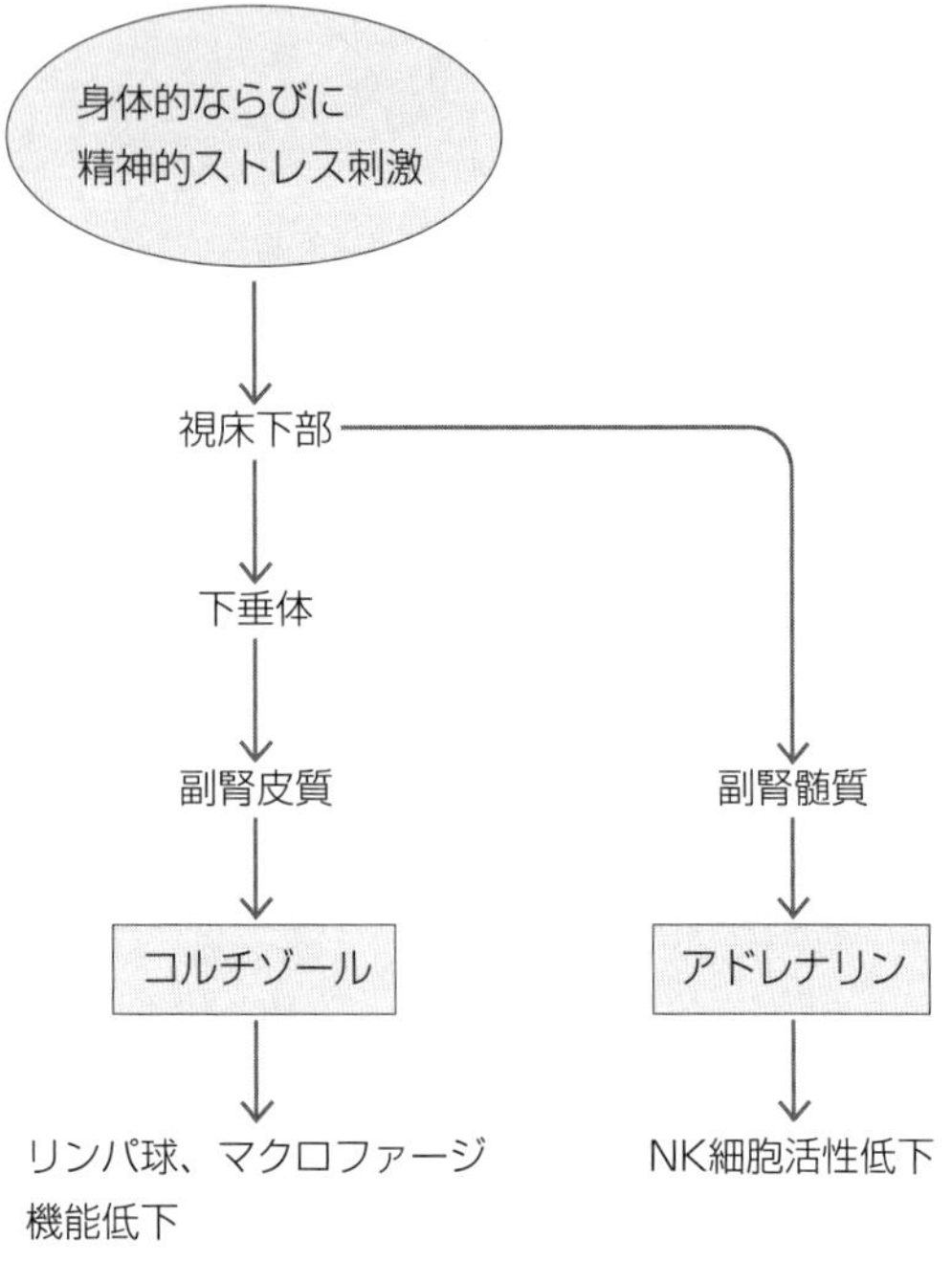

ですから、ガンを可能な限り発病させないためにも、また、発育、転移させないためにも、これらストレス刺激をなくすか、または減らすことが肝要です。

そうはいっても、ガンを告知されたり、闘病生活を送っている患者さんは、健康な人々には到底理解できない過激な精神的ストレス刺激を抱えています。

ガンの治療成績は、以前に比べて数段上がったといっても、「死」を切り離して語ることができないからです。

現在、数多くの人がガンを告知されており、その際の精神的ストレス刺激は大変なものです（耳鼻科領域からは、告知した場合と告知しない場合では、精神的疾患が起こる率に差がないという報告が出されていますが）。

＊ガンには徹底抗戦の構えで

ガンを告知されると、死への恐怖感、人生への絶望感、家族、友人との別れなどによる不安感や恐怖感、絶望感が、大なり小なり生じます。

逆に、ガンに立ち向かう闘争心が生じる人もいます。

特に最近は、このタイプの人が多くなったようです。「自分はガンに罹《かか》って治療中である」と、他人に明らかにしている人が以前に比べて多くなってきたことからも、そのことがわかります。

しかし、ガンは大きな精神的ストレス刺激をもたらし、その反応として「うつ病」になったりします。終末期なのかどうかによってもその値は違いますが、30パーセント以上の患者さんに精神障害が起きるともいわれています。

このような症状は、患者さんのみならず、家族などの近親者にも少なからず見られます。

過激なストレス刺激とその精神的反応はますます強くなり、その結果、体がガンに立ち向かう免疫機能は確実に阻害されてきます。このようにして、ガンは日増しに増殖して大きくなり、そして転移をも起こすのです。

この悪循環を断ち切る手段として、示唆に富んだ発表があります。それはグリアーたちの臨床研究です。

グリアーらは、乳ガン患者さんの心理状態と生存率との間に関係があるかないかを知るため、次のような研究を行ないました。

対象は乳ガンで全摘出手術を受け、ガンであることを告知された人々です。

告知後、数か月後の時点で、患者さんの心理状態を次の4つのグループに分けました。

Aグループ：前向きな気持ちを失わず、積極的に治療（我流を含め）に取り組み、ガンに打ち勝とうとした患者さんたち。

Bグループ：ガンであることを拒否し、ガンから逃避した患者さんたち。

Cグループ：ガンであることを冷静に受けとめ、医師にすべてをまかせた患者さんたち。

Ｄグループ：絶望的になり、あるのは死だけだと、恐怖感にさいなまされた患者さんたち。

どのグループの生存率がいちばん高かったのでしょう？

答えは、Ａ、Ｂ、Ｃ、Ｄグループの順です。

この結果は、ガンに打ち勝とうとする積極的で前向きな気持ちと、ガンのことを可能な限り忘れることが、生存率を高めることを示唆しています。

特に、前向きな気持ちはＮＫ細胞の活性を高めるとの報告もあり、できるだけこの条件を満たすよう努力したほうがいいでしょう。

Ｄグループのように、過激な精神的ストレス刺激を受けている人々は、病気を悪化させる可能性があります。臨床的にも、過激な精神的ストレス刺激はガンを悪化させかねないといわれています。

＊ストレス刺激がうつ病の原因の1つに

うつ病は、気分障害、感情障害ともいわれ、「うつ」だけ見られる単極性うつ病と、うつ状態とそう状態の両方があらわれる双極性障害の一症状としての「うつ」があります。今回は単極性うつ病に的を絞って説明します。

うつ病の主な症状は、次の3症状です。

(1)気分がゆううつ、悲しいなどの、抑うつ気分

(2)何も考えられない、やる気がしないなどの、精神運動性（活動性）の抑制

(3)頭が重い、動悸《どうき》、食欲不振、胃腸障害などの、身体症状

このほか、不眠や自殺企図、妄想などが見られます。

また、一般的にうつ病といっても、明らかな原因もなく発病する内因性うつ病、発病する原因が明らかな反応性うつ病、パーキンソン病に伴う症候性うつ病、初老期に発病する退行期うつ病、そして神経症性うつ病などと分類されています。

このうち、特に社会的に問題になっているのは、なんらかの原因があって発病する反応性うつ病です。

その原因としてよく知られているのは、事業に失敗したときなどに生じる経済的損失、肉親や親しい人の死亡、転居によって友人を失うなどの心理的喪失、また、外傷や糖尿病などの原因で性機能を失う性的喪失などです。

そのほか、マスコミなどで報じられている栄転、昇進を果たした直後に発病する「荷おろしうつ病」や、責任感や仕事量の増加に自信をなくして発病するうつ病などがあります。

「荷おろしうつ病」は、昇進、栄転するまでの間、緊張感をもって頑張ってきたものの、辞令をもらった直後、ホッとひと息ついたときに発病するといわれています。

このタイプのうつ病は、何も昇進、栄転ばかりではなく、退職直後、特に責任をもって仕事をしていた人々に起きやすいのです。

うつ病を発病させないためにも、退職時のソフトランディングを退職前から考えておいたほうがよいでしょう。

うつ病の原因には、たとえば性格、遺伝的素因、精神的ストレス刺激など、いくつか挙げられています。そして、原因は1つだけではなく、いくつかの原因が重なって発病すると考えられています。

うつ病を発病しやすい性格としては、真面目で几帳面、物事に熱心、責任感が強い、周囲に気をつかい、敏感に反応するなど、非常にすばらしい性格です。

しかし、ちょっと考えてみると、〝遊び〟のない性格、といえるのかもしれません。

＊なぜストレス刺激でうつ病になるのか

遺伝的な素因についてですが、メンデルの法則にしたがって親から子へ、そして子から孫へとうつ病が遺伝するのではありません。

ただ、うつ病と関連が深い神経伝達分子であるドーパミンとセロトニンの遺伝子の発現が多いか少ないかの話です。確実な結論はまだ得られていません。

精神的ストレス刺激は、うつ病の主な原因の1つです。前述したように、精神的ストレス刺激が発病の契機になっていることは疑いのない事実です。では、精神的ストレス刺激がどのようにうつを発病させるのでしょうか？実のところ、その全容はまだ解明されていません。しかし、副腎皮質からコルチゾールが分泌され続けていることは明らかになってきました。

通常は、精神的ストレス刺激が加わると、視床下部・下垂体・副腎皮質へと刺激が伝わり、コルチゾールが分泌されます。

そして分泌量が多くなると、ネガティブフィードバック機構がはたらいて、この視床下部・下垂体・副腎皮質へ抑制がかかり、コルチゾールの分泌量を減少させ、元の正常なときの状態に戻します（図9）。

しかし、うつ病の患者さんでは、程度の差はありますが、この抑制がかからなくなっていることが実証されています。

図9　コルチゾール分泌量のコントロール機構

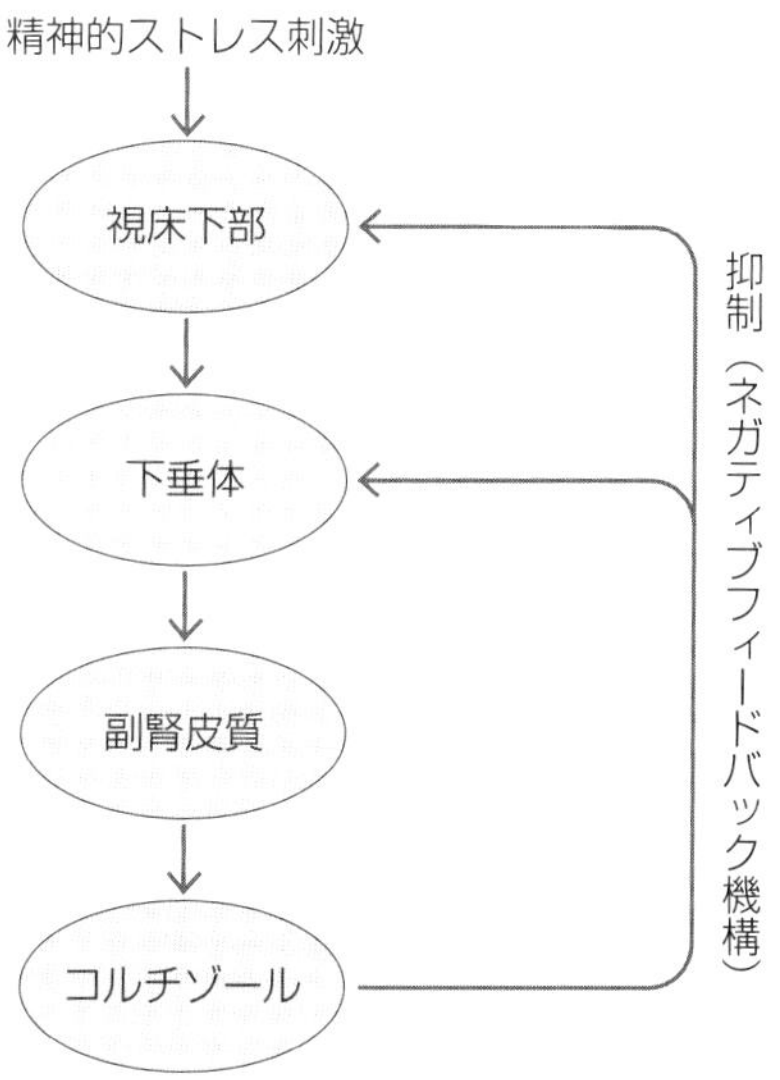

生体は必要以上のコルチゾールが副腎皮質から分泌されると、それを抑制するネガティブフィードバック機構がはたらいて、分泌量がコントロールされる。
しかし、「うつ病」ではこの抑制力が弱く、正常より多いコルチゾールが分泌され、そして続く。

特に、幼児期に虐待を受けた人は、この抑制する力が弱いといわれていま
す。

コルチゾールは、生体にとって必要なホルモンの1つです。

しかし、分泌量が多くなると、それぞれの細胞の活性を弱めたり、ときに
は死滅させます。脳細胞も例外ではありません。

実際、ネズミを用いた激しいストレス実験で、脳の海馬の神経細胞が萎縮
しているのが見いだされています。

脳の活動部位を検索する検査で、うつ病の人は海馬のほか、前頭葉にも活
動の低下が見られることから、前頭葉の神経細胞にもコルチゾールがなんら
かの影響を与えていることが推測されます。

いずれにせよ、過激な精神的ストレス刺激は、うつ病の発病、その持続に
深く関与しているのは疑いありません。

萎縮した脳細胞が元に戻るか否かについては、適切な抗うつ剤投与で回復
することが報告されています。

以上のことから、いくつかの条件や原因が重なっていき、ちょうどビンゴゲームであがったような状態になったときにうつ病は発病するのではないかと考えられます。前述したように、１つの原因だけで発病することはないでしょう。

しかし、そのなかでも過激な精神的ストレス刺激が発病、そして症状に多大な影響を与えているのは確かです。

最近では、今まで述べてきたうつ病とは違う、「現代型うつ病」が注目されています。

この「現代型うつ病」の特徴は、軽症で、比較的若い人（20代）に発病する点です。

従来のうつ病とは異なり、発病する人の性格はさほど几帳面ではなく、適当に趣味をもって生活し、職場などに関しても当惑や困惑などを訴えます。

このような軽症型のうつ病が発病するのは、社会や職場環境の変化によるのではないかといわれています。

＊ストレス刺激軽減で自殺防止を

非常に重い話題ですが、日本では年間3万人あまりが自殺で亡くなっています。自殺未遂者はその10倍以上、つまり少なく見積って30万〜40万人ほどといわれています。

未遂者を含め、自殺は家族や友人に深刻な精神的障害をもたらします。このことからもわかるように、自殺は大きな社会的、医学的問題です。

自殺または未遂の原因ですが、うつ病、統合失調症、アルコール依存症などの精神疾患、肉親との死別、離婚、職場での孤立、経済的損失、病気やケガなど、多岐にわたります。

このような原因と、日本では過労自殺の大多数がうつ病であるという報告からも、うつ病の症状は自殺のサインとして無視できません。

特に注意しなければならないのは、うつ病の身体症状のみを訴える場合です。

その症状とは、睡眠障害、疲労感・頭重感、食欲不振、口渇、性欲減退、便秘、下痢、しびれ感、神経痛、体重減少、頻尿《ひんにょう》などです。

そして、これらの症状を訴え、内科、脳外科、整形外科などを訪れても、大多数の人は「原因がはっきりしない」といわれることが少なくありません。

主にこのような身体症状を訴える「うつ病」を、「仮面うつ病」といいます。

予防については、カナダの自殺予防グループが提唱した「TALKの原則」が有名です。その概略を紹介します。

T（Tell）:「あなたのことを心配している」と、はっきり言う。この際、「死ぬ気があるならなんでもできる」「家族のことを考えなさい」など、叱ったり、責任感をもたらす言葉は絶対に禁句。

A（Ask）: 自殺しそうな気配を少しでも感じたならば、はっきりその点をたずねる。真剣に対応することが自殺予防の第一歩。

L（Listen）：絶望的な気持ちなどの訴えを傾聴する。

K（Keep safe）：自殺を防ぐのが困難であると思ったら、1人にしないで安全を確保する。精神科や心療内科など、専門の科へ必ず連れていく。

しかし、この「TALKの原則」で対応することになる前に、過度の精神的ストレス刺激を初期段階で軽減するのが、最も効果的な自殺予防法ではないでしょうか。

実は、次章で詳しく説明する、私たちが提唱している〝脳内リセット〟システムは、この1つの手段になるのではないかと考えているのです。

第2章のまとめ

- ほとんどの病気が「精神的ストレス刺激に影響される」といって過言ではない。
- 特に胃・十二指腸潰瘍、糖尿病、ガン、うつ病といった病気は精神的ストレス刺激の影響を非常に受けやすい。
- 精神的ストレス刺激とうつ病は悪循環を繰り返しやすく、自殺という最悪の結果にもなりかねない。これを防ぐためには〝脳内リセット〟システムが有効な手段の１つである。

第3章

“脳内リセット”システム

＊病気に効果！〝脳内リセット〟システム

精神的ストレス刺激を軽減、またはなくすという〝脳内リセット〟のシステムは、偶然、見つけられました。

私の専門は、関節リウマチの外科的治療です。関節リウマチの患者さんのなかには、不幸にも股関節や膝関節などが破壊され、変形が起きるとともに、激しい痛みが生じて、歩行はもちろん、立つことさえできなくなってしまう人がいます。

このような人々に対し、人工関節の手術や積極的な薬物治療、リハビリテーションなどを行ない、再び立ち、そして歩けるようにするという治療を、30歳のはじめから大学を定年退職した２００５年までの約35年間、行なってきました。

関節リウマチは完治することはまれで、高血圧、糖尿病、痛風などと同じように、薬物でコントロールする病気です。

現在は以前と違い、よい薬が開発され、発病早期からよい状態にコントロールすることが可能になり、私が専門にしていた重度の身体障害者になる患者さんは極端に少なくなってきています。

このような長期療養を必要とする患者さんと私とのつき合いは、10年、20年にわたることが少なくありません。ですから、患者さんたちの個人的なこと、また、家庭内のことなどがよく耳に入るようになります。

ときには診察はさておき、ご主人、お子さんたち、友人などのグチを聴いて治療が終わってしまうことさえありました。そんな関係になると、友人との関係が悪くなったとか、子どもの入学試験が近付くなど、患者さんにいろいろな精神的ストレス刺激が加わると、関節リウマチが突然、悪化するという状況が見受けられるようになりました。

なかでも子どもを交通事故で亡くされた方は、それまで関節リウマチは大変よい状態にコントロールされていたのに、この不幸な事故以後、病気が激しく悪化し、いろいろな薬を投与しても元のよい状態に戻ることはありませんでした。

古今東西、「心とからだ、心と病」は密接な関連があるといわれていますが、このような経験から、私自身もこのことを身にしみて感じていました。

＊「楽しい笑い」がキーワード

『旧約聖書』箴言《しんげん》17章22節には、

「喜びを抱く心は身体を養うが、霊が沈み込んでいると骨まで枯れる」

とあります。

江戸時代の本草学（医薬に関する中国の医学）者・貝原益軒《かいばらえきけん》の書いた『養生訓《ようじょうくん》』には、

「心はからだの主人なり」

とあります。

ところが、「心とからだ、心と病」の密接な関連を現代医学の俎上《そじょう》に乗せて、人を対象にした客観的データを示して証明した人は、世界で1人もいません。そこで私は大胆にも、この関連を客観的に証明したいと考えたのです。

考えるのは簡単ですが、実行するとなるといろいろと難しいことがあります。

まず、どのような実験方法を組み立てるかです。

関節リウマチの患者さんたちとのつき合いの中で、心がウキウキするようなよいことが起きて病気が改善した、ということはほとんど経験していません。圧倒的大多数の方では、なんらかの精神的ストレス刺激が加わって、むしろ関節リウマチが悪化しました。

それゆえ、「心とからだ、心と病」を、「精神的ストレス刺激とからだ、精神的ストレス刺激と病」と言い換えることができるといっても過言ではなく、また、誤りではないと私は考えました。

こう考えると、話は非常に簡単になります。「ストレス」の章で述べたように、現在、ストレス刺激に対し神経系（自律神経系）・内分泌系・免疫系はお互いに情報を共有し合って対応していることが実証されています。

図10　「心とからだ、心と病」の関連を証明する考え方

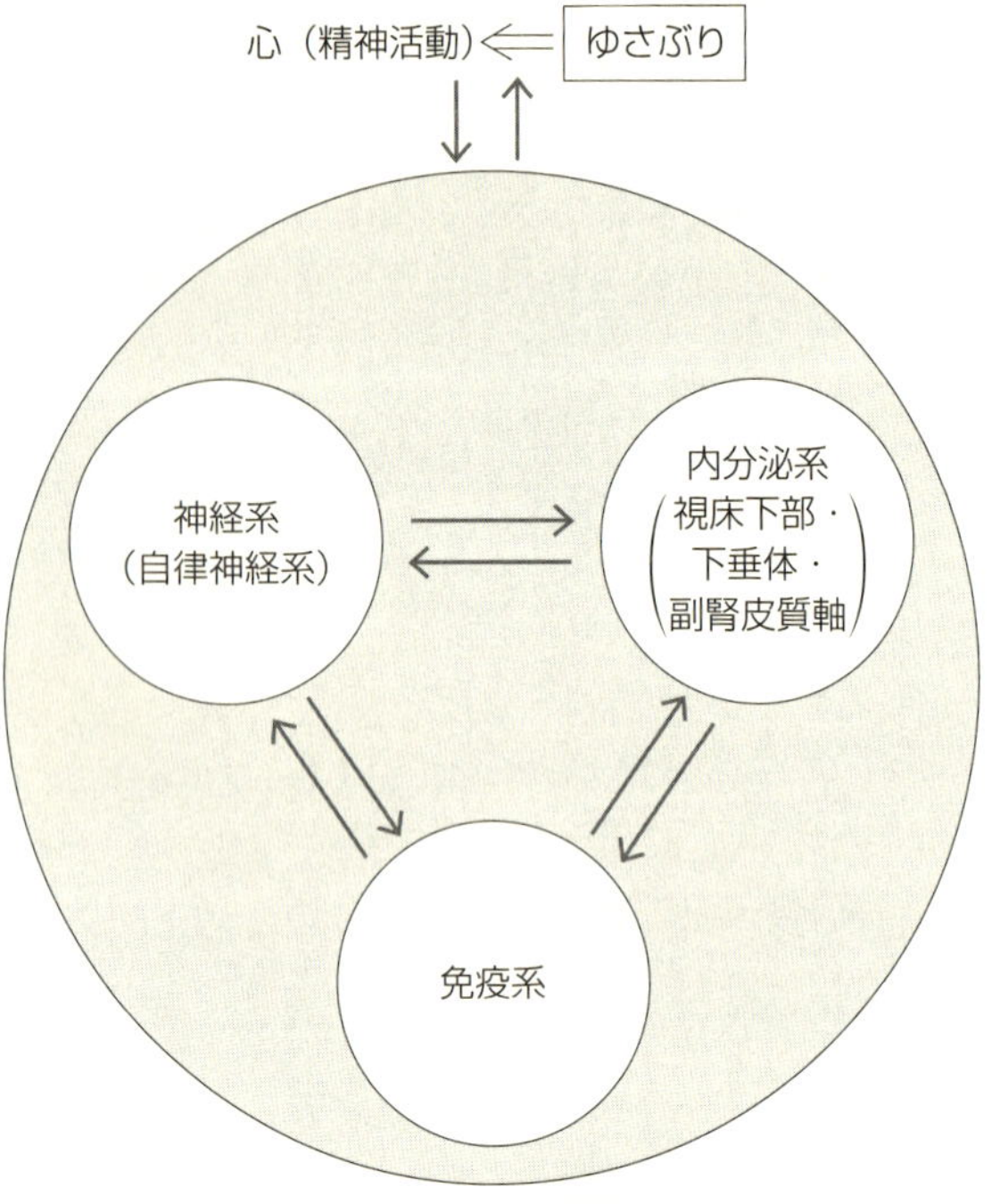

精神的ストレス刺激を生む心（精神活動）と、それに対応し体の内部の恒常性を維持する神経系・内分泌系・免疫系の関係を示す図。「心とからだ、心と病」の関連を研究するには、心にゆさぶりをかけたとき、この３つの系がどのように反応するかを調べればよいと考えられる。

このシステムを応用すれば、「心とからだ、心と病」の関連を客観的に証明できるのではないかと思ったのです。

つまり、これら３つの系の上に位置している心（精神活動）にゆさぶりをかけたとき、この３つの系（神経系・内分泌系・免疫系）がどのように反応するかを調べればよいのです（図10）。

「ゆさぶり」としては、次の３つの条件を満たすものでなくてはなりません。

(1)人道的に許されるもの
(2)心身に障害を与えないもの
(3)実験に参加した大多数の方の心がゆさぶられるもの

この３つの条件を満たすものとして、私は「楽しい笑い」に注目しました。

ひと口に「笑い」といっても、いろいろな種類があります。人を馬鹿にした笑い、品のない笑いなどはよくありません。笑ったあとでスカッとした気分になる、楽しい笑いです。

そこで注目したのが、楽しい落語です。テレビでおなじみの林家木久藏《はやしやきくぞう》（現・林家木久扇《きくおう》）師匠は、師匠のお姉さんを通じて存じていましたので、実験の主旨をよく説明し、出演をお願いすることにしました。師匠から快諾を得られ、次のような楽しい笑いの臨床実験を行なうことができたのです。

＊「笑い」を科学的に計測した「楽しい笑いの実験」

この実験（第1回・1995年）に参加されたのは、関節リウマチ患者さん26人、コントロール（対照）として、健康な人たち31人です。

実験は、午前11時30分より採血とアンケート調査を開始し、午後1時より1時間、林家木久藏師匠に楽しい落語を演じてもらいました（写真1）。おなかがよじれるくらい、おもしろい落語でした。

そのあとすぐ、アンケート調査と採血を行ない、実験は終わりです。

ここで、測定項目について少し述べてみたいと思います。

写真１　楽しい落語

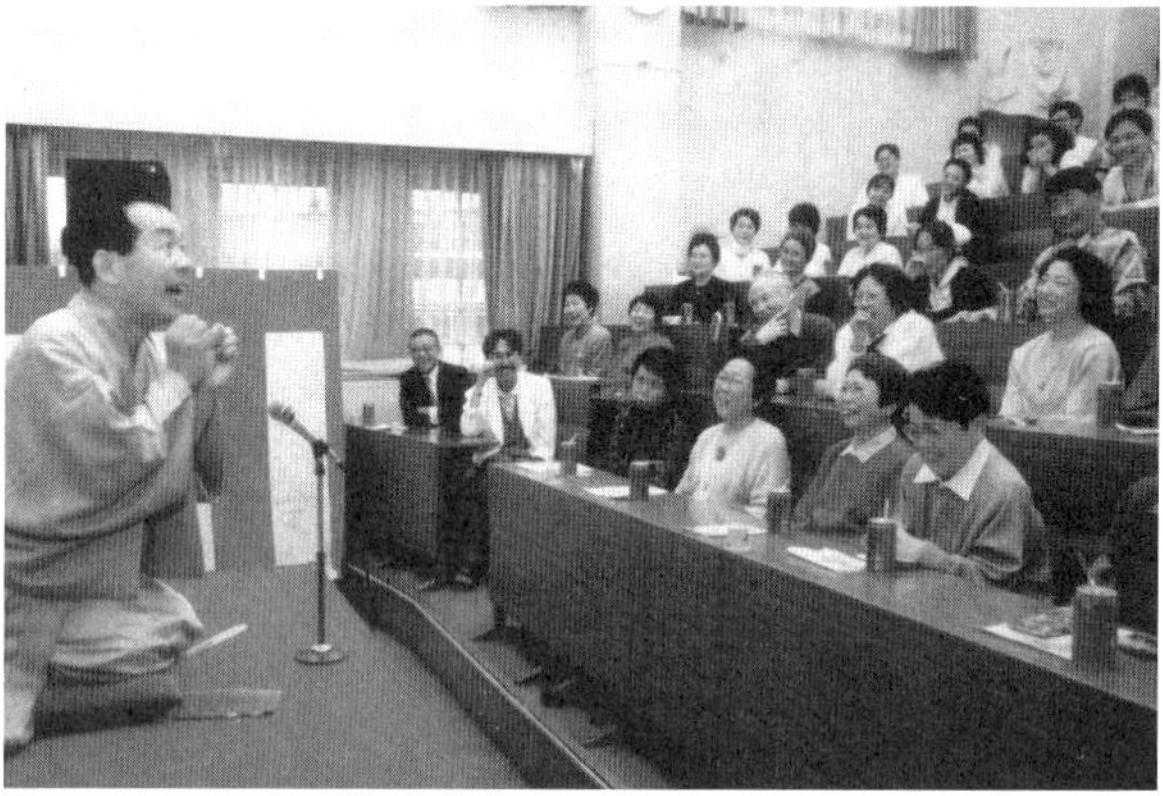

アンケート調査で調べたおもしろさの程度、気分の程度などの項目の値は個人によって異なりますし、正確に測定する方法は現在のところありません。

そこで、おもしろさの程度と疼痛《とうつう》の程度はＶＡＳ（Visual Analog Scale）法を、気分の程度はフェイススケール（Face Scale）法を、そして神経症の程度はＣＭＩ（Cornell Medical Index）を用いて測定しました。

ＶＡＳ法はいたって簡単な測定法です。10センチメートルの横線を引いて、左端を0センチメートルとし、その下に「まったくおもしろくない」とか、「まったく痛みがない」と書きます。

そして右端の下には「非常におもしろい」とか、「耐えられないような激しい痛み」という言葉を書き入れ、被験者自身が感じたところに×印をつけてもらい、その点が左端から何センチメートルであったかを測って、その値を落語のおもしろさの程度や、痛みの程度とします。

このVAS法は大変簡単で正確性もあるので、現在いろいろな方面で応用されています（図11）。

気分の程度もVAS法で測定することは可能ですが、次に述べるようなフェイススケール法が世界中で広く応用されているので、この方法を用いました。

この方法は、笑っている顔から泣いている顔のイラストを、眉、目、涙、口の形の違いで、20の表情に分けてあります。

被験者自身が今の気分に該当する顔を選び、その下に書いてある数字をそ

図11　VAS（Visual Analog Scale）法

おもしろさの程度

（0cm）　　　　（10cm）

まったく
おもしろくない

非常に
おもしろい

かゆみの程度

（0cm）　　　　（10cm）

まったく
痛みがない

耐えられないような
激しい痛み

現在、正確に測定できない、痛み、苦しさ、くやしさ、おもしろさ、感動、親切さなどなどを測定し、経時的、またグループとして比較することなどに応用されている。

の人の気分の程度とするという、これもいたって簡単な検査法です（図12）。

第三者が被験者の顔を見て判定するのではなく、あくまでも被験者自身が顔の表情をチェックする方法です。

神経症の程度の判定は、ＶＡＳ法やフェイススケール法より多くの客観的データを用いて行ないます。

今回、私はアメリカのコーネル大学で開発されたＣＭＩ法を用いいました。この方法は、心身にわたる自覚症状と情緒障害を質問表形式で答えてもらいます。前の検査法とは違い、この検査法は煩雑で時間がかかりますので、楽しい笑いを提供する前のみとしました。

＊みんながびっくり、驚きの結果

実験結果は、期待した以上のすばらしいものでした（実験のデータは168ページ参照）。

図12　フェイススケール（Face Scale）法

あなたの現在の気分を示すとしたならば、どの顔つきに近いでしょうか？
いずれか１つを選んで「○」をつけてください。

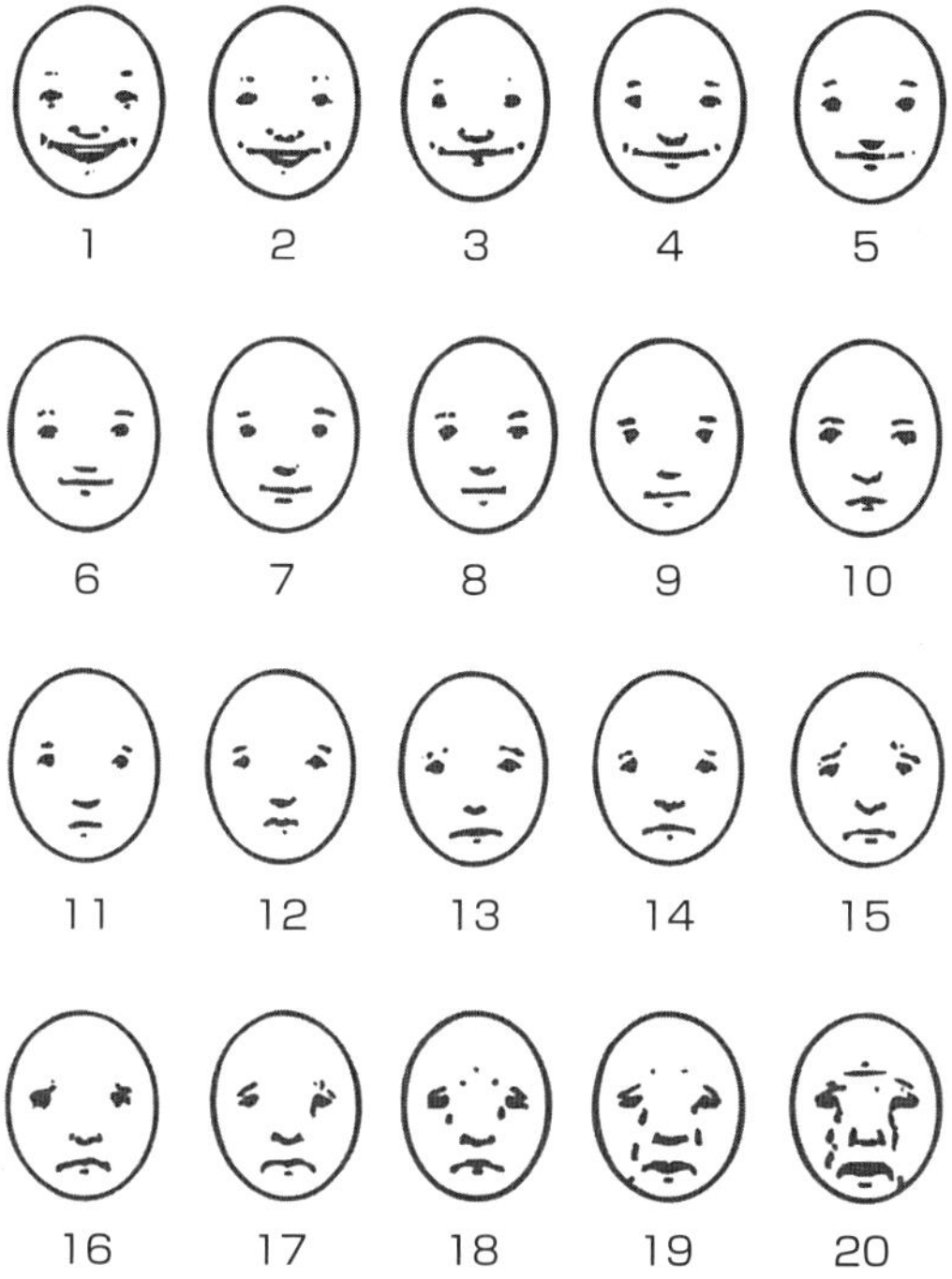

参加された方々は非常によく、また、楽しく笑ってくれました。

VAS法で楽しい笑いの程度は、関節リウマチ患者さん群で平均値9・40cm（満点は10cm）、健康な人たち（コントロール群）で平均値8・44cmと両群とも大変高い値で、両群間に数学的に有意差がなかったことから、この実験は確かに成り立つことが、まず証明されました。

次に、両群で林家木久藏師匠の楽しい落語の前後で測定した各項目の値を比較検討しました（実験のデータは168ページ参照）。

すると、乱れていた免疫反応を正すような結果が出たのです。これには私をはじめ、医局の先生たちもみんなびっくりしました。そこで学会に発表したのですが、誰にも信じてもらえず、最初は「眉つばではないか」と言われました。

このような疑問はもっともだと思います。たった1時間楽しく笑ったくらいで、これらの物質の値がよい方向に動くなど、信じろといっても無理です。

特に、関節リウマチの炎症を増悪させるサイトカイン（細胞内の情報を伝達する物質）の1つであるインターロイキン－6が短時間でその値が低下することについては、異論、反論が数多く寄せられました（実験のデータは173ページ参照）。

さらにこの実験結果は、関節リウマチ患者さんたちは、神経症の傾向があるとともに緊張状態に置かれているということも示唆していました。もっともな結果です。

なぜなら、多くの患者さんたちは、四肢の関節の変形や痛みに耐え、からだの不自由さや、家庭内・社会的問題などに長期間悩まされているからです。

つまり、身体的・精神的ストレス刺激に長い間じわじわと痛めつけられていることが、客観的に証明されたといっても過言ではありません。

楽しく笑ったあと、有意差は認められなかったものの、β－エンドルフィン値が増加し、反対にノルアドレナリン値とドーパミン値が減少の傾向を示したこと、また、有意差が見られた項目と考え合わせると、楽しい笑いはストレス刺激を軽減するはたらきがあるのではないかと思われました。

以上の結果をまとめてみると、関節リウマチ患者さん群とコントロール群（健康な方々）の精神活動（心）に、ゆさぶりをかける楽しい笑いを提供すると、関節リウマチ患者さん群ではストレス刺激に対応し、身体の内部環境をよりよい状態に維持する神経系・内分泌系・免疫系ならびにそのネットワークの乱れが正され、正常に向かう動きをすることが客観的データから明らかになりました。

一方、コントロール群、つまり健康な方々では、これら3つの系のそれぞれとそのネットワークは、笑う前後で変化は見られませんでした（図13）。もともとよい状態にあるものを、あえて変動させる必要がないからです。

生体のバランスの妙です！

この結果から、楽しい笑いは〝副作用のない薬〟であるともいえます。

最後に強調したいのは、これらの結果は関節リウマチの患者さんたちだけ

図13　ストレス刺激と3つの系のネットワーク

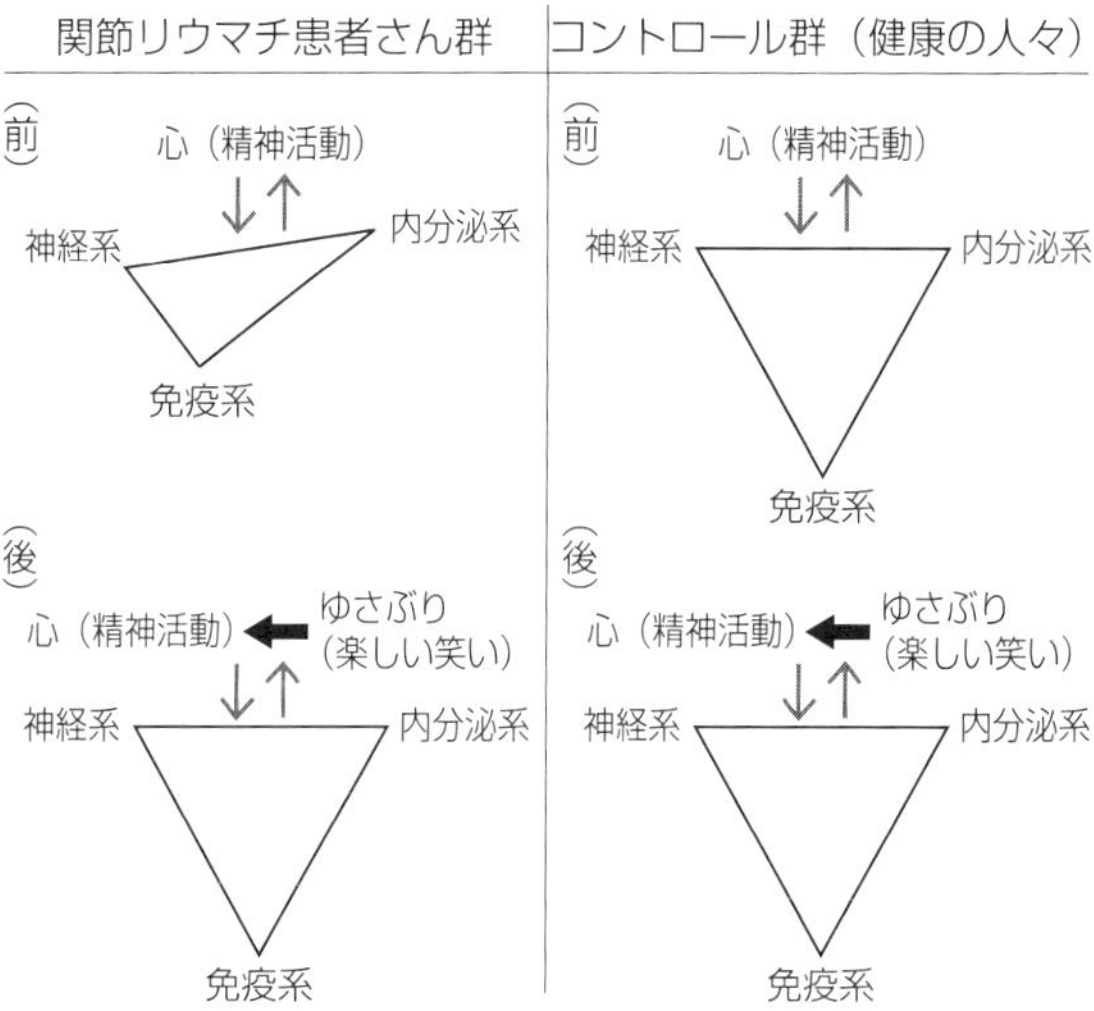

関節リウマチ患者さんは、ストレス刺激に対応する神経系・内分泌系・免疫系おのおのとそのネットワークが乱れていたが、心（精神活動）に楽しい笑いのゆさぶりをかけると、これら３つの系のおのおの、そしてネットワークが正されてきた。
一方、コントロール群（健康な人々）はこれら３つの系おのおのとそのネットワークにはもともと乱れがないので、楽しい笑いを提供しても変化は見られなかった。
もともとよい状態に保たれているので、あえて変動しないのではないかと思われる。生体の妙である！

にあてはまるものではなく、精神的ストレス刺激が関与しているアトピー性皮膚炎、慢性胃腸障害、糖尿病、心の病など数多くの病気に、また、家庭的にも社会的にも悩みを抱えている方々すべてにあてはまるということです。

＊「楽しい笑いの実験」おかわり！

第1回の「楽しい笑いの実験」の結果は、期待した以上のすばらしいものでした。

しかし、前述しましたが、「眉つばではないか」「再現性はあるのか」「実験方法で健康な人たちをコントロール群として比較したのは理解できるが、関節リウマチ患者で落語を聴いていなかった人との比較はしていないので、なんとも言えない」など、学会で発表するたびに数多くの質問、疑問が出されました。

そこで、これらの疑問に答えるため、第2回（1997年）の「楽しい笑いの実験」を行なうことにしました。2年の間隔があいてしまったのは、研究費がなかったからです（余談ですが、この実験には当時で５００万円ほどかかりました）。

第2回の「楽しい笑いの実験」に参加されたのは、関節リウマチ患者さん43人、健康な人たち26人です。関節リウマチ患者さんは落語を聴く群28人、聴かない群15人と2群に分け、聴かない群に属する方には別室にいてもらいました。

なお、再現性をより高めるため、今回の実験に参加されたのは、第1回の実験には参加されていない方々です。

笑いの提供者は、笑いの質を同一にするため、第1回の実験と同じように林家木久藏（現・木久扇）師匠にお願いしました。

実験方法は第1回の実験と同じですが、測定項目を、楽しさの程度、コルチゾール、インターロイキン－6、ＣＲＰなどに絞りました。

ＣＲＰは臨床でよく用いられる検査項目で、炎症のあるなしとか、その強さの程度を見るものです。値が高ければ高いほど炎症の程度が高く、病気が悪化していると判定されます。

今回の実験で新たにこの項目を測定したのは、「第1回の実験で炎症を増悪させるサイトカインの1つであるインターロイキン－6値が、笑いのあとで有意に減少したので、炎症が改善したのではないか」という疑問に答えるためです。

結果は、第1回の実験に疑問を抱いていた先生方に確かに答えられるものとなりました。

＊「笑いは病気に効果がある」説を確かめる

楽しさの程度の判定は、楽しい笑いの前後でVAS法を用いて行ないました。なぜなら、前回の実験で、始まる前からすでに浮き浮きしている人たちが少なくなかったからです。結果は、

関節リウマチ群　前4・5±1・8㎝ ↓ 後7・2±2・2㎝

コントロール群　前５・１±１・９㎝　↓　後７・６±２・２㎝

と、楽しさの程度は両群とも同じように有意に増加しました。

これで、この実験は成立しました。

ＣＲＰ値は、関節リウマチ群のみ測定しました。健康な方々では炎症はなく、また第１回の実験で、炎症を悪化させるインターロイキン－６の値は不変だったからです。

ＣＲＰ値は前３・１±１・９㎎／dl↓後２・７±１・３㎎／dlと有意差はありませんでしたが、減少する傾向は見られました。

次に、私を含め、みんなが一番知りたいインターロイキン－６値の変動ですが、

関節リウマチ群（落語あり）　前22・１±３・１pg／ml　↓　後12・６±１・５pg／ml（有意差あり）

関節リウマチ群（落語なし）　前23・2±4・0pg／ml　→　後19・6±4・2pg／ml（有意差なし）

コントロール群（健康な方々）　前2・4±2・0pg／ml　→　後1・9±2・1pg／ml（有意差なし）

でした。

楽しく笑うと、炎症を増悪させるインターロイキン－6の値が有意に減少することが明らかになったのです。

この結果はただちに学会発表し、また、海外の雑誌に投稿し、掲載されると、疑問をもっていた先生たちがやっと納得してくれるようになりました。

私自身、第1回と第2回の「楽しい笑いの実験」で、「楽しい笑いは思ってもいないようなすばらしい結果をもたらすものなのか」と驚かされるとともに、そのしくみの詳細をさらに知りたくなりました。

このしくみを解明するために行なったのが「全身麻酔の実験」です。

しかしその前に、テレビ、新聞、雑誌などでいわれている「笑うと、ガンやウイルスに感染している細胞を殺すＮＫ（ナチュラルキラー）細胞が増加し、これらの病気には効果がある」というのは正しいのか否かを確かめるために、第３回の「楽しい笑いの実験」を翌年の１９９８年に行ないました。

＊「楽しい笑いの実験」３度目の正直

第１回の実験では、これらＮＫ細胞は笑いのあと、関節リウマチ群で少し増加していましたが、有意差が見られるほどではありませんでした。

実験参加者は、第１回、第２回の笑いの実験に参加されていない関節リウマチ患者さん23人、健康な人たち20人です。また、笑いの提供者は同じく林家木久藏（現・木久扇）師匠にお願いしました。

測定項目はＮＫ細胞数とその活性のほか、インターロイキン－6、アドレナリン、ノルアドレナリン、ドーパミンなどです。

結果は、ＮＫ細胞数は両群とも変動しませんでした。しかし、その活性値は楽しい笑いのあとで有意に増加したのです。

関節リウマチ群　前26・9±16・3％　→　後43・6±9・6％

コントロール群（健康な人たち）前37・5±11・2％　→　後43・6±9・6％

と、偶然にも両群で同じ値になりました。

マスコミなどでいわれているように、楽しい笑いは確かにNK細胞活性値を上昇させるはたらきがあるようです。

しかし、そこには大きな落とし穴があります。

それは、笑ったあとの値は、高くなったといっても基準値範囲内（正常値）なのです。効果があらわれるほどずばぬけて高くはなりません。

ガンなどの悪性腫瘍に対する楽しい笑いの効果は、患者さんの乱れている自律神経系・内分泌系・免疫系とそのネットワークが正されるために、病気に立ち向かう力が強くなり、そしてよい成績が得られるのではないかと考えられました。

生体は1つの物質のみが突出して、その値が変動するようなことはありません。病気でない限り、よりよい調和（ハーモニー）となるように反応しているのです。

一方、ほかの測定物質ですが、炎症を悪化させるインターロイキン－6は、第1回、第2回の実験同様、楽しく笑ったあと、有意に減少しました。また、ほかのアドレナリン、ノルアドレナリン、ドーパミンの値も第1回の実験と同じ結果でした。

これにより、第1回の「楽しい笑いの実験」結果には、再現性のあることが確実に証明されたのです。

＊笑いと同じ？　全身麻酔の実験

第1回〜第3回の「楽しい笑いの実験」で、「楽しい笑い」はストレス刺激に対応し、体の恒常性を保つ作用のある自律神経系・内分泌系・免疫系の乱れを正すことが明らかになりました。

しかし、なぜ楽しい笑いにはこのような作用があるのか、まだ誰にもそのしくみはわかっていません。

私は、「楽しく笑っているときには、何も考えていないのではないか」、つまり、精神的ストレス刺激を瞬間的になくすか、または激減させているのではないかと推測しました。

この理由として、笑っているときには、精神的ストレス刺激を生む思考力が眠っているときのようにはたらいていないか、あるいは脳で思考力を生むはたらきが阻害されていることが考えられます。

いずれにせよ、笑っているときには、思考力がなくなるか、それに近い状態になっていることには間違いないようです。

この考えが正しいのかどうかを立証するため、「全身麻酔の実験」（第1回・1999年）を行ないました。

この実験（全身麻酔下で手術を受ける）は、異常な精神的ストレス刺激を受けるとともに、その後意識と思考力が消失し、ストレス刺激がなくなるという、実にユニークな方法です。国際的にも、非常に高い評価を受けています。

対象は、人工股関節または膝関節の手術を受ける関節リウマチ患者さん22人、コントロール（対照）として自律神経系・内分泌系・免疫系に乱れがない変形性股関節症、または変形性膝関節症の患者さん8人です。

＊“脳内リセットシステム”の発見

実験方法は、手術当日は全員、午前8時半に手術台の上に寝て、その後1～2分経過してから全身麻酔をかける。そして30分後の午前9時に執刀することとしました。

採血は個々の患者さんの基準値を得るため、前日の午前8時半と午前9時に、そして手術当日は麻酔をかける直前の午前8時半過ぎ、麻酔がかかり意識消失し、30分経過した執刀直前の午前9時の4時点で行ないました。

採血量はそれぞれ約10mlとし、測定項目はインターロイキン－6、アドレナリン、ノルアドレナリン、ドーパミン、CRH、コルチゾールです。

このほか、全員に手術の翌々日に、手術台の上での恐怖心や不安に関するアンケートに答えてもらいました。

その結果は、ただただ驚きの、そしてまた示唆に富んだ結果でした（実験のデータは175ページ参照）。

この全身麻酔の実験結果をまとめてみると、次のようなことが強く示唆され、また結論づけられました。
①手術台の上に横たわり、強い不安感や恐怖心と闘っているとき、自律神経系・内分泌系・免疫系の乱れのある関節リウマチ患者さんでは、さらにその乱れが増大することが明らかとなりました。
しかし一方、当たり前のことといえば当たり前ですが、これら3つの系に乱れのない健康な方々は、精神的ストレス刺激が一時的に加わってもその刺

激を吸収してしまう力があることもわかりました。

②全身麻酔で意識が消失し、思考力がなくなると、大脳、特に前頭葉にある思考の座で生じていた精神的ストレス刺激は消滅し、神経系の1つである自律神経系と内分泌系の中枢である視床下部《ししょうかぶ》にストレス刺激が結果的に到達しないため、免疫系も含め、これら2つの系が正常化されるのではないかと考えられました（図14）。

これらの結果により、私が推測したように、意識があるなしは別として、精神的ストレス刺激をなくすか、または減らすシステムが、私たち人間に備わっているということが客観的に証明されたのではないでしょうか。

私は、独断と偏見をもって、この機構を「脳内リセットシステム」と呼ぶことにしました。

そしてこのほか、自律神経系・内分泌系・免疫系に乱れのある患者さんたちに異常な精神的ストレス刺激が加わると、さらにこの乱れが増大するというこの結果は、関節リウマチに限らず、すべての病気にあてはまる現象では

図14　全身麻酔下で神経系・内分泌系・免疫系の乱れが正されるしくみ

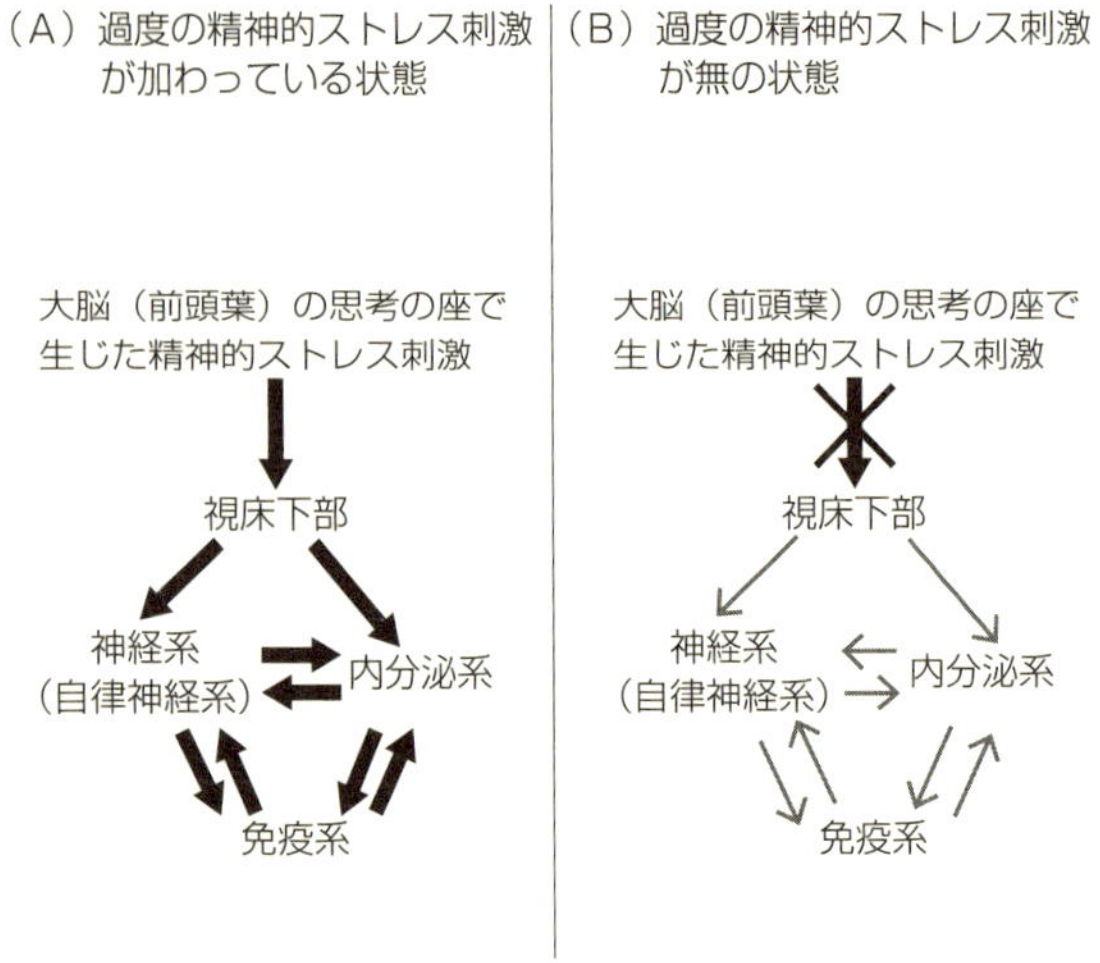

（A）：視床下部に精神的ストレス刺激が伝わると、その情報が神経系、内分泌系にも伝わり、その結果、免疫系をまき込んでこれら３つの系が異常に反応し、さらに調和の乱れも増大する。

（B）：視床下部に精神的ストレス刺激が伝わらなくなると、視床下部から神経系、内分泌に伝わっていたこの刺激が無になり、過度に反応していた神経系・内分泌系・免疫系の異常反応が鎮まり正常化する。

ないかと推測されました。

＊笑いと無意識と涙の関係 「涙して泣く実験」

「病は気から」という言葉があります。

これらの実験から、患者さん方の気持ちを明るくし、そして病に立ち向かう力を引き出すことの重要性を、あらためて認識させられました。

次に、〝脳内リセット〟状態になる生理現象として、楽しい笑い、深い眠り（全身麻酔とは異なるが、意識が消失することは同じ）のほかに何があるかを考えました。

それは、「泣くこと」ではないか。涙を流して思いきり泣く。「楽しく笑う」こととは、相反する生理現象です。

「泣く実験」を行なうことを医局の先生たちに話したところ、みんな反対で、「期待した結果を得ることはできない」という意見でした。

しかし、私には確信がありました。それは、子どもながらに強く記憶に残っている、第二次世界大戦で敗戦国になったあの日本の惨状でした。

当時、多くの人々は大いに笑うか、または泣くかの娯楽を求めていました。特に、泣く映画を観たあと、外に出たときの観客の、すっきりとした顔、顔、顔は非常に印象的でした。

また、「涙を流して泣く」ことについてよく考えてみると、非常に悲しいとか、絶望したとか、強い精神的ストレス刺激を受けたから泣くのではないでしょうか。

泣くまでが過度のストレス刺激が加わっている状態です。そして感極まって泣いた瞬間、頭の中が真っ白になり、ストレス刺激が消失するのではないかと考えました。

そこで次のような人情噺《ばなし》による、「涙を流して泣く実験」（第1回・2001年）を行ないました。

人情噺を聴かせ、参加者を大いに泣かせたのは林家正雀《しょうじゃく》師匠です。師匠は故林家彦六《ひころく》師匠の最後のお弟子さんで、林家木久扇師匠のおとうと弟子でもあります。人情噺を語らせたら右に出る人はいません。

当日の出し物は、作家の平岩弓枝《ひらいわゆみえ》さんが彦六師匠のために書き下ろした「笠と赤い風車」です。泣かせてもらいました。

アンケート調査の結果はみんな、「泣き、感動した」と答えていました。涙を流したかどうかですが、関節リウマチ患者さん20人中10人、健康な方20人中３人は、涙を流していませんでした。感動がそれほどでなかったのか、それともドライアイであったのか、理由は定かではありません。

しかし、関節リウマチ群で炎症の程度が強く、病気が悪化している患者さんほど「涙が出なかった」と答えていることから、関節リウマチに合併しやすいシェーグレン症候群（別名・乾燥症候群）に罹患《りかん》していたことが示唆されました（実験のデータは179ページ参照）。

次に、関節リウマチ患者さんを、「病気が悪化している」「していない」をＣＲＰ値１㎎／dl以上と未満で分けるとともに、「涙が出た」「出ない」にも分け、４つの集団をつくって実験の前後で採血し、検査した各項目の変動を調べたところ、「感動したが涙が出ない」と答えた人たちほど、その値は有意に変動していました。これは、関節リウマチが悪化し、涙腺《るいせん》や唾液《だえき》腺など に炎症が起こるシェーグレン症候群を合併している患者さんたちほど、泣く ことによく反応することを意味しています。

つまり、関節リウマチが悪化し、重度である患者さんほど、泣くことの効果がよく見られたということです。興味深いことに、このような反応は「楽しい笑いの実験」では見られませんでした。

このことにより、感動して泣くことには、楽しい笑い以上に、脳内リセット効果のあることがわかりました。

これは、「楽しい笑いの実験」のあとの、「先生！ こんなに痛くて切ないのに、笑えと言われても笑えません」という患者さんの言葉に、いみじくも答えているのではないでしょうか。

「笑えないような強い精神的ストレス刺激があるときには、まず泣きなさい、そして心に少し余裕ができたならば笑いなさい」ということです。

「笑い」と「泣き」には、すみ分けができているのです。

＊「意識をなくす」効果を調べる「全身麻酔の実験」

医学技術の進歩は目覚ましいものがあります。たとえば、微量すぎて測定できなかった物質も、進歩とともに測ることが可能になったりします。

第1回目の「楽しい笑いの実験」を行なった1995年当時、多量のサンプルで正確に測定できたサイトカインは、インターロイキン－6などごく限られたものだけでした。

しかし、2000年を越えると、免疫に関与している多くのサイトカインの値を信頼性をもって測ることができるようになりました。

そこで、精神的ストレス刺激と関節リウマチ患者さんの免疫機能との関係をより詳細に調べるため、「全身麻酔」と「楽しい笑い」の実験を再度行ないました。

今まで述べてきたように、「楽しい笑いの実験」を3回、「全身麻酔の実験」を1回、「涙して泣く実験」を1回、関節リウマチ患者さんたちと健康な方々の協力を得て行なってきました。

そして、これらの実験から、笑っている最中、泣いている最中は、精神的ストレス刺激はなくなるか、または減るので、その結果、関節リウマチ患者さんでは乱れていた自律神経系・内分泌系・免疫系が正されるということが明らかになりました。

しかし、私はこの結果だけでは満足できませんでした。つまり、関節リウマチの症状が長く続いたり、または悪化するのは、異常な免疫反応の程度に左右されるからです。

そこで、精神的ストレス刺激が、関節リウマチの異常な免疫反応にどのような影響を及ぼすのか詳しく知るため、第2回目の「全身麻酔の実験」（2002年）を行ないました。実験方法は、ほかの実験と同じです。

この実験でも、非常に興味ある結果が得られました（実験のデータは182ページ参照）。

全身麻酔で意識が消失し、精神的ストレス刺激がなくなると、関節リウマチの炎症を悪化させる異常な免疫反応が、正されることが明らかになったのです。

この結果は、過度の精神的ストレスをなくすか軽減させると、病が改善することを意味しています。

＊さらに進んだ「楽しい笑いの実験」

第1～3回と同様、第4回（2003年）「楽しい笑いの実験」を行ないました。笑いの提供者は同じく林家木久藏（現・木久扇）師匠です。

笑いの前後で採血し、測定したのは、第2回「全身麻酔の実験」で調べたインターロイキン－6などのサイトカインのほか、成長ホルモンなど免疫機能全体に影響を及ぼす物質です。

さらに今回の実験では、「涙して泣く実験」と同様、関節リウマチの症状が「悪化している」「いない」をCRP値1㎎／dl未満、以上で区別し、参加された患者さんたちを2群に分け、これらの物質の値に差があるかないかも同時に調べました。

「全身麻酔の実験」結果と同様に、笑ったあと炎症を増悪させる物質（インターロイキン－6とインターロイキン－Iβ）の値は有意に減少し、反対に炎症を抑える物質（インターロイキン－Iレセプターアンタゴニスト）の値は増加しました。そして、これらの値は症状が悪化しているほど、著しく変動しました。

また、異常な免疫機能を亢進《こうしん》させる成長ホルモンは、正常値範囲内に減少し、炎症や痛みを増悪させるサブスタンス－P値も減少しました。

これらの結果から、アレルギーをはじめ、自己免疫性疾患など、免疫異常が関与しているあらゆる病気の基礎的療法として、「楽しい笑い」や「涙して泣く」ことと同様、もしくはそれ以上に、「深い眠り」を積極的にとるように指導したり、心がけたりすべきではないかと考えられます。

話は〝脳内リセットシステム〟に戻りますが、今まで述べてきた実験結果から、このシステムを稼動させるのは「楽しい笑い」「涙を流して泣く」「深い眠り」であることが明らかになりました。

それ以外に何があるのかは推測の域を出ませんが、楽しいことに熱中することではないでしょうか。たとえば、音楽、絵画、散歩、旅行、観劇、スポーツ、読書、社会活動、そして人によっては仕事などです。

これら楽しいことは人によって異なります。ある人は音楽は好きだけど、スポーツはあまり好きではないとか、この反対の方もいます。

では、笑いや泣くことと同様に、楽しいことに熱中したとき〝脳内リセットシステム〟が稼動することを、どのような方法で証明すればよいのでしょうか。

私は、楽しいことに熱中しているときというのは、気持ちがそのことに強く引き込まれ、ほかのすべてを忘れて没頭している時間なのではないかと推測しました。つまり、落語を含め、話芸、演劇などを提供すればよいのではないかと思ったのです。

そこで、実験に参加された方々が身を乗り出すくらいグッと引き寄せられ、その瞬間何も考えないものとして、「怪談」に注目しました。

この実験にも、異論が続出です。たとえば「怖がらせて、なんでストレス刺激が軽減するのだ、かえって増加するのではないか」、また、「参加された患者さんの症状を悪化させるのではないか」などなど、反対意見が多数出されました。

しかし私には、またもや確たる自信がありました。

怪談噺が心身に対して本当に悪いものならば、なぜこの芸が江戸時代から何百年も続いているのでしょうか。なんらかの利点があるから続いているのではないでしょうか。

私自身の経験ですが、怪談は確かに怖いところもありますが、噺《はなし》には没頭させられます。そして聴いたあと、ホッと息をついて肩の力が抜ける感じがします。

また、一般的に、人には怖いものを見たい、聴きたいという心理があるとともに、怪談噺の怖さは人道的にも社会的にも許される範囲内なのです。

そこで、次のような「没頭する」実験を行ないました。

＊怖いとどうなる？「没頭する実験」

この「没頭する実験」（第1回・２００４年）には、関節リウマチ患者さん23人、コントロール群として健康な方々24人に参加していただきました。全員女性です。

白黒の幕を大学の大講堂に張りめぐらし、演者の左右に百匁《ひゃくめ》ロウソクを立て、怪談の雰囲気を出すように演出しました。

演者は人情噺を語ってもらった林家正雀師匠です。故林家彦六師匠仕込みの本格派の「牡丹灯籠《ぼたんどうろう》」を演じてもらい、大変怖かったです。

実験方法は、「楽しい笑い」「涙して泣く」「全身麻酔」の実験などと同じように、怪談噺の前後で、アンケート調査と採血を行ないました。

測定したのは気分、疼痛、アドレナリン、ノルアドレナリン、ドーパミン、炎症を悪化させるインターロイキン－6、TNF－α、炎症を抑えるインターロイキン－Iレセプターアンタゴニストなどです。そして講演後、熱中した程度をVAS法で調べました。

結果は、驚くべき値でした。

まず、熱中度ですが、参加者47人中36人は「大変熱中した」と答えていました。

採血し測定した項目で、噺のあとにその値が減少したのは、アドレナリン、ノルアドレナリン、ドーパミン、インターロイキン－6、TNF－αです。

特に、炎症の活動性が高い患者さんほど、値は有意に低下しました。「涙して泣く実験」の結果と同じです。コントロール群は前後で有意の変動は認められませんでした。

一方、炎症を抑えるインターロイキン－Iレセプターアンタゴニストは、炎症の程度が強い患者さんほど、その値は有意に増加しました。

予想としては怪談噺の恐ろしさで、自律神経系の交感神経が興奮し、アドレナリン、ノルアドレナリン、ドーパミンの値が増加しなければならないのですが、逆に減少したということは、怪談噺を聴いたあと、気持ちが安緒し、落ち着いたことを意味しているのではないかと考えられます。

笑っているときも泣いているときも、その最中は交感神経系が活動し、その後、反動として交感神経のはたらきは著しく減少するという報告がありますす。

私見ですが、笑っているとき、泣いているとき、恐ろしいときにはそのアクションとして確かに交感神経系は興奮しますが、基本的には精神的ストレス刺激が無または減弱している結果、これらの値が減少するのではないかと考えています。

＊笑いと泣きが脳（前頭葉）を活性化させる

今まで見てきたように、「楽しい笑い」「涙して泣く」「全身麻酔（深い睡眠)」「没頭すること」の4つには、精神的ストレス刺激をなくすか、または減少させ、ストレス刺激に対応し、身体の恒常性を維持する自律神経系・内分泌系・免疫系の乱れを正す作用、〝脳内リセット効果〟があることが明らかになりました。

ではなぜ、笑ったり、泣いたりすると、精神的ストレス刺激がなくなったり、減少したりするのでしょうか?

それを知る一環として、認知症患者さんの認知障害の評価値と、笑いと泣きの有無との間に相関性があるか否か、また、脳、特に前頭葉に機能がどの程度存在しているか否かを調べるための実験を行ないました。

対象は東京都東村山市にある、東京ばんなん白光園に入所中の認知症患者さん20人と、健康な方5人です(実験に参加された方々のご家族には実験の主旨をよく説明し、同意書をいただきました)。

「笑い」も「泣き」も、今までのその人の体験、学習などを基に、おもしろい、または悲しいを理解して生じる、高次元の生理的現象です。

特に、前頭葉の発達している人間特有の現象であるともいわれています。

実験方法は、まず患者さんの認知症の程度をＭＭＳＥ法（Mini-Mental State Examination）で調べました（表４）。

認知症の有無とその程度を簡単に調べられるこの方法は、世界中で広く用いられています。

一方、日本では、このほか、改訂長谷川式簡易知能評価スケール法などがよく使用されています（表５）。

次に、対象者１人ひとりに林家木久扇師匠の楽しい落語のビデオを、また日をあらためて大変悲しい『火垂《ほた》るの墓』のビデオを約15分間見せ、笑うか泣くかを判定しました。また、ビデオを見ている間中、ずっと光トポグラフィー装置（脳表面の血流量を測定し、二次的に同部の脳細胞が活性化しているか否かを見る機械）を前額部から前頭部につけ、血流の有無などを調べました（写真２）。

認知症の程度を示すＭＭＳＥ法は、値が低いほど、認知障害の程度が著し

表4　MMSE（Mini-Mental State Examination）

	質問内容	回答	得点
1(5点)	今年は何年ですか。	年	
	今の季節は何ですか。		
	今日は何曜日ですか。	曜日	
	今日は何月何日ですか。	月	
		日	
2(5点)	ここは何県ですか。	県	
	ここは何市ですか。	市	
	ここは何病院ですか。		
	ここは何階ですか。	階	
	ここは何地方ですか。（例：関東地方）		
3(3点)	物品名3個（相互に無関係） 検者は物の名前を1秒間に1個ずつ言う。 その後、被検者に繰り返させる。 正答1個につき1点を与える。3個すべて言うまで繰り返す（6回まで）。 何回繰り返したかを記せ。	回	
4(5点)	100から順に7を引く（5回まで）、あるいは「フジノヤマ」を逆唱させる。		
5(3点)	3で提示した物品名を再度復唱させる。		
6(2点)	（時計を見せながら）これは何ですか。 （鉛筆を見せながら）これは何ですか。		
7(1点)	次の文章を繰り返す。 「みんなで、力を合わせて綱を引きます」		
8(3点)	（3段階の命令） 「右手にこの紙を持ってください」 「それを半分に折りたたんでください」 「机の上に置いてください」		
9(1点)	（次の文章を読んで、その指示に従ってください） 「目を閉じなさい」		
10(1点)	（何か文章を書いてください）		
11(1点)	（次の図形を書いてください）		
		得点合計	

（Folstein MF, et al.: J Psychiat Res, 12:189, 1975）

総合点数が20点以下では認知症の可能性が大である。

表５　改訂長谷川式簡易知能評価スケール

1	お年はいくつですか？　（2年までの誤差は正解）		0　1
2	今日は何年の何月何日ですか？　何曜日ですか？ （年月日、曜日が正解でそれぞれ１点ずつ）	年 月 日 曜日	0　1 0　1 0　1 0　1
3	私たちが今いるところはどこですか？ （自発的に出れば２点、５秒おいて、家ですか？　病院ですか？　施設ですか？　のなかから正しい選択をすれば１点）		0　1　2
4	これから言う３つの言葉を言ってみてください。あとでまた聞きますのでよく覚えておいてください。 （以下の系列のいずれか１つで、採用した系列に○印をつけておく） 1：a）桜　b）猫　c）電車　　2：a）梅　b）犬　c）自動車		0　1 0　1 0　1
5	100から７を順番に引いてください。（100－７は？、それからまた７を引くと？　と質問する。最初の答えが不正解の場合、打ち切る）	(93) (86)	0　1 0　1
6	私がこれから言う数字を逆から言ってください。（6－8－2、3－5－2－9を逆に言ってもらう、３ケタ逆唱に失敗したら、打ち切る）	2-8-6 9-2-5-3	0　1 0　1
7	先ほど覚えてもらった言葉をもう一度言ってみてください。 （自発的に回答があれば各２点、もし回答がない場合以下のヒントを与え正解であれば１点） a）植物　b）動物　c）乗り物		a：012 b：012 c：012
8	これから５つの品物を見せます。それを隠しますので何があったか言ってください。 （時計、鍵、タバコ、ペン、硬貨など必ず相互に無関係なもの）		0　1　2 3　4　5
9	知っている野菜の名前をできるだけ多く言ってください。（答えた野菜の名前を右欄に記入する。途中で詰まり、約10秒間待ってもでない場合にはそこで打ち切る）　0～5＝0点、6＝1点、7＝2点、8＝3点、9＝4点、10＝5点		0　1　2 3　4　5
		合計得点	

（加藤伸司ほか：老年精神医学雑誌、2：1339，1991）

総合点数が20点以下では認知症の可能性が高い。

写真2　実験の様子

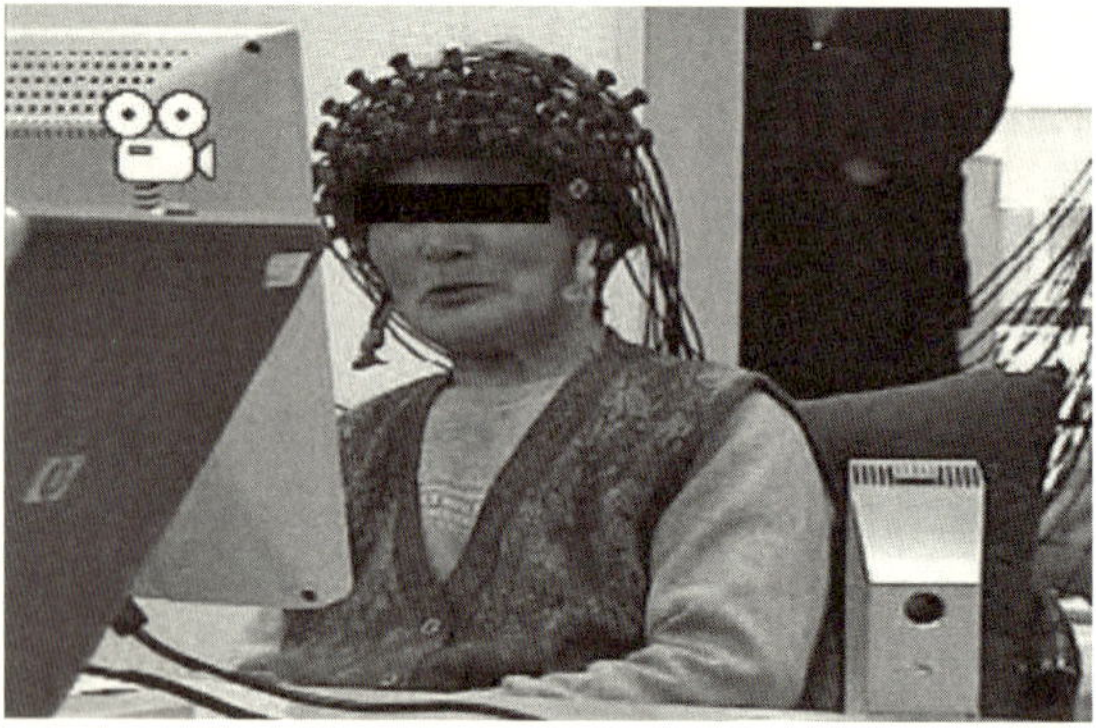

いと推定されています。

結果は、対象患者さんのＭＭＳＥ値は30点満点で平均10・95（1〜19）と、高度の認知症です。

実験では、笑い・泣きの有無と、その程度を「非常に笑った（泣いた）」「笑った（泣いた）」「少し笑った（泣いた）」「笑わなかった（泣かなかった）」の4段階に分けて調べるとともに、ＭＭＳＥ値との相関の有無を検討しました。

1回でも笑ったり泣いたりしたら「笑った」「泣いた」と判定し、回数は考慮しませんでした。

楽しいビデオに反応したのは20名中９名で、その内訳は、「非常に笑った」３名、「笑った」４名、「少し笑った」２名でした。

一方、悲しいビデオを見て泣いた方はやはり９名で、その内訳は、「非常に泣いた」１名、「泣いた」４名、「少し泣いた」４名でした。

次に、これらの結果とＭＭＳＥ値との相関を見たところ、まったく相関は認められませんでした。しかし、ＭＭＳＥ値が５以下の患者さんでは、まったくといっていいほど笑いと泣きのビデオに無反応でした（図15、16）。

一方、光トポグラフィー検査で調べると、笑ったり泣いたりすると、その程度と厳密な相関関係はわかりませんが、前頭前野を中心に血流の増加が見られました（写真３、４）。

笑ったり泣いたりしなかった患者さんは、画像上まったく無反応でした。

健康な人たちは、ビデオを提供する前から周囲を気にするのか、前頭葉のあちらこちらで血流の増加が起き、特に笑ったり泣いたりしたときには患者さん同様、前頭前野で著しい増加が見られました。

図15　MMSE値と笑いの関係

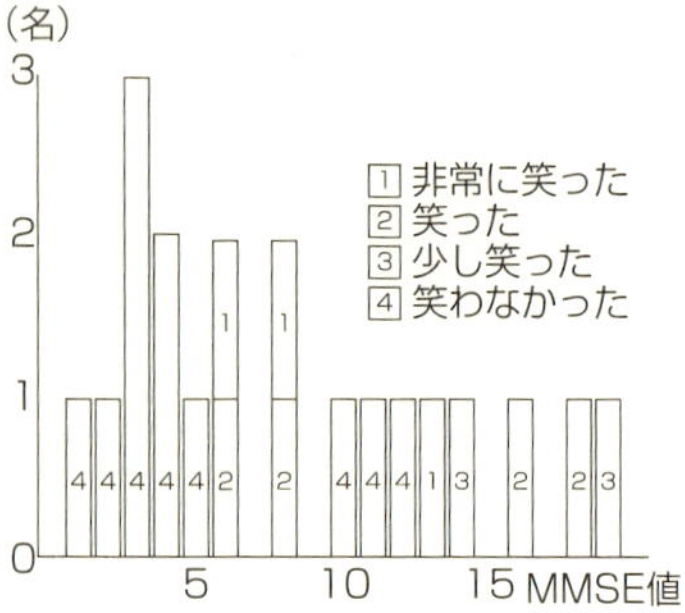

図16　MMSE値と泣きの関係

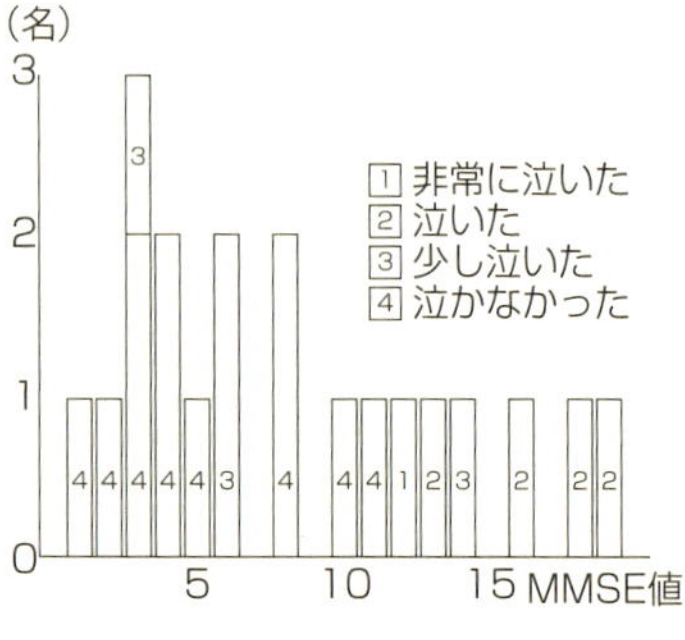

写真３　笑っているときのトポグラフィー画像

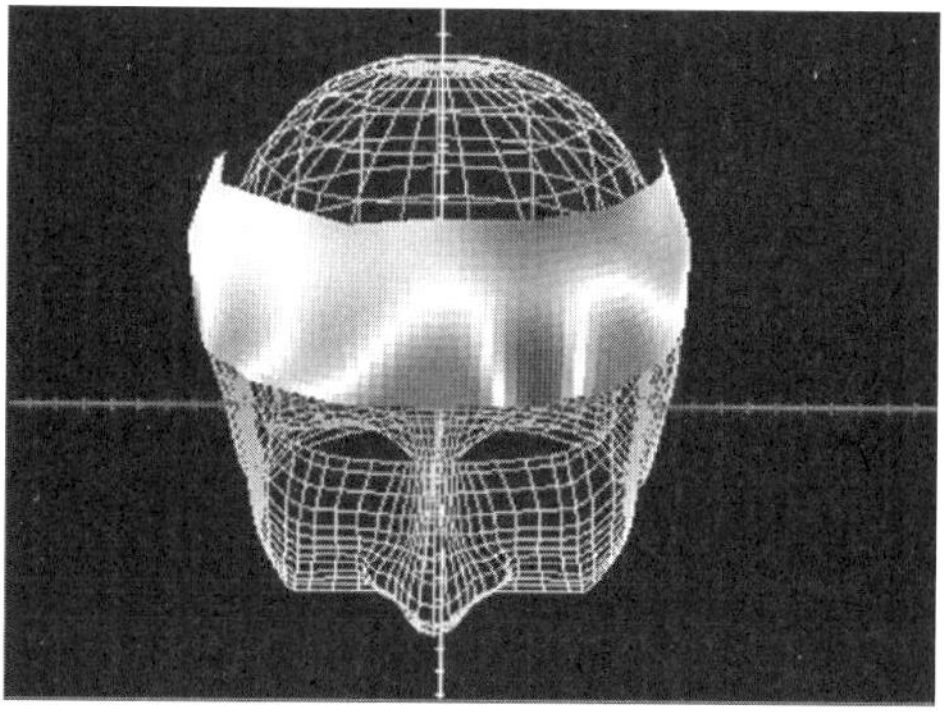

前頭前野の活性化が見られる。

写真４　泣いているときのトポグラフィー画像

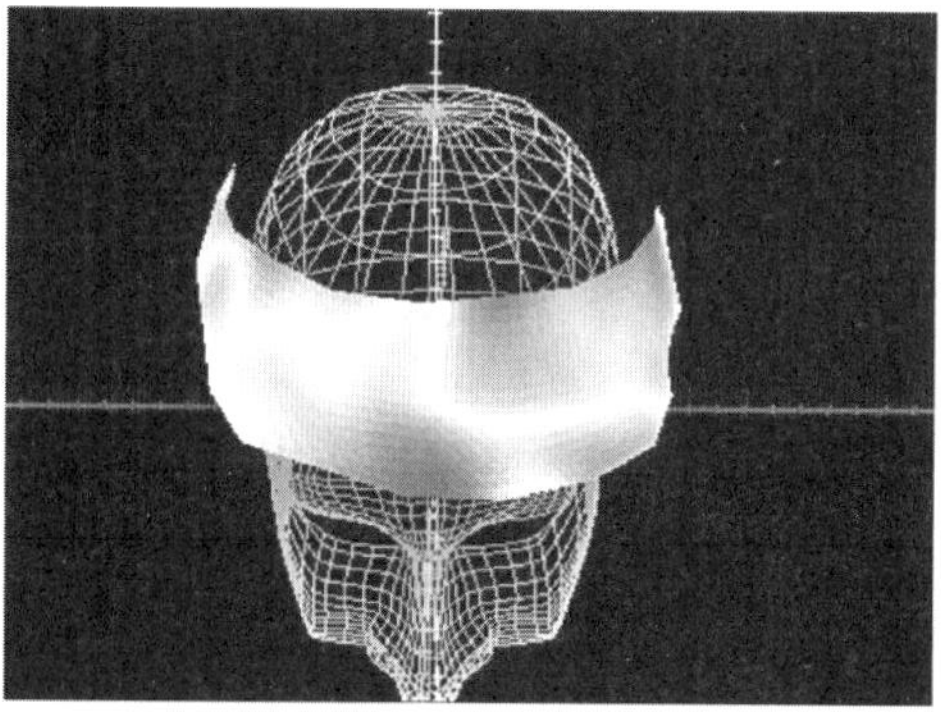

前頭前野の活性化が見られる。

この実験の結論として、認知症患者さんに笑いと泣きのビデオを提供し、その反応を調べることは、ＭＭＳＥ法などとは異なった観点から、患者さんの残存している脳の高次機能を評価する一手段になり得ることが考えられました。

また、光トポグラフィー検査で前頭前野の血流量の増加が見られたことから、同部の脳細胞が活性化していることが推測されました。

つまり、笑いと泣きは、前頭前野の脳細胞を活性化させ得るので、脳のリハビリテーション効果があると思います。

ＭＭＳＥ値が5以下など、極端に病状が進行した患者さんではなく、初期、または軽症の方々には、笑わせたり泣かせたりすると、症状の悪化を遅らせるなどの効果が期待できると推測されます。

＊〝脳内リセットシステム〟を稼働させよう

さて、本題に戻ります。

楽しく笑ったり、涙して泣いたり、物事に熱中したりしたときなど、脳内リセットは、意識のある状態のときに起こります。

ですから私は、笑ったり泣いたりしているとき、悩み、苦しみなどの精神的ストレス刺激がなくなるか減少するのは、その間、思考のはたらきが妨げられるからではないか、と考えていました。

今回の実験で、認知症の患者さんたちの協力を得ることにより、笑ったり、泣いたりしたときの前頭葉の活動部位がはっきりしました。前にも述べたように、健康な方々ではいろいろな因子が重なり、活動部位を解析するのは困難です。

患者さんたちに感謝です！

前頭葉には、物事を思い考えるほか、意欲など高次元の精神機能があります。笑ったり泣いたりしたとき、前頭前野を中心に、脳表面の血流が増加したこと、つまり同部の脳細胞が活性化したことから、笑ったり泣いたりすることは、精神的ストレス刺激を生じる思考のはたらきを干渉しているのではないかと思われます。

それが正しいのかどうかは、この実験だけでは確かなことはいえません。しかし、ある程度、立証されたのではないかと自負しています。

私たちの身体の数多くの機能は、負の作用があれば、必ずその反対に正のはたらきもあり、バランスをとって恒常性を維持しています。

過度の精神的ストレス刺激が生じ、心身に悪い影響を出すストレス反応が起きれば、これを正す作用が起きるのは当然です。起きなければ、おかしいのです。

過度の精神的ストレス刺激が加わったとき、それに対応し、心身ともに正常化させるのが、〝脳内リセットシステム〟です。このシステムを稼動させるのが、「睡眠」「楽しい笑い」「涙して泣く」「楽しい物事に熱中する」などです。

たとえば、将棋の指し手を考えている人の脳を光トポグラフィー検査で見てみると、前頭前野が非常に活発にはたらいていることがわかります（写真

5、6）。認知症の患者さんたちの「笑い」や「泣き」はこれほど活発ではありませんが、笑ったり泣いたり、あるいは没頭することで前頭前野は活性するのです。

このことから、何もかも忘れて好きなことに打ち込むのは、非常によいことだと考えられます。たとえば、音楽、絵画、読書、スポーツ、カラオケなどです。

また、笑いなどとは生理作用は異なりますが、思考が無になっている睡眠、特に深い睡眠にもこれと同じ作用があります。座禅、ヨガ、呼吸法などが考えられますが、実験を行なっていないので、その効果はよくわかりません。

しかし、いくら好きだといっても度を超してしまったらストレス刺激になります。個人差がありますので、この点を十分気をつけてください。

写真5　将棋の指し手を考える

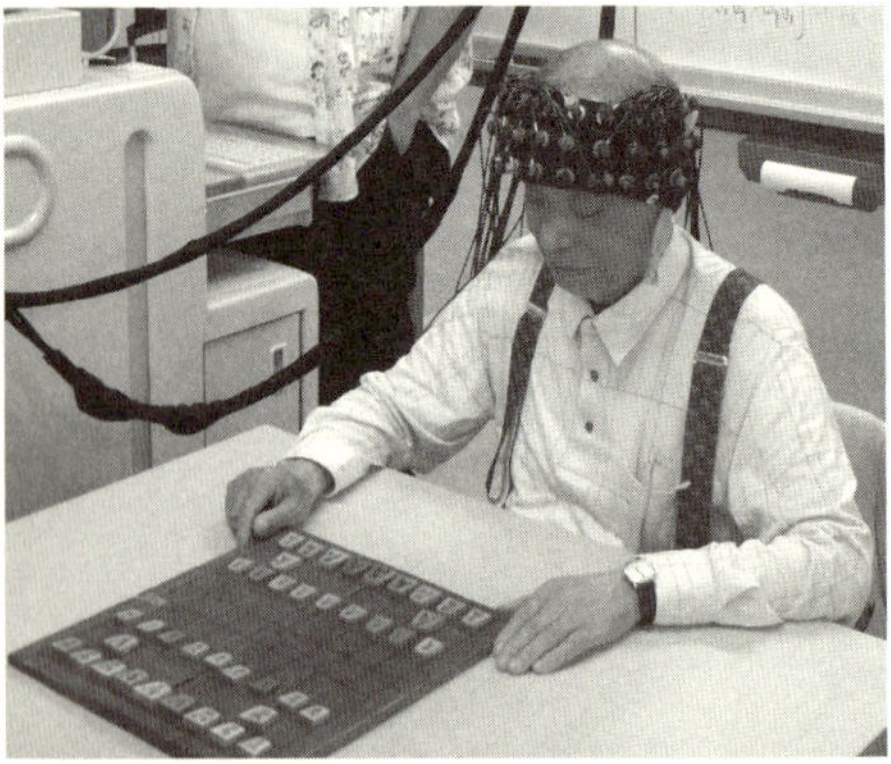

写真6　指し手を考えているときのトポグラフィー画像

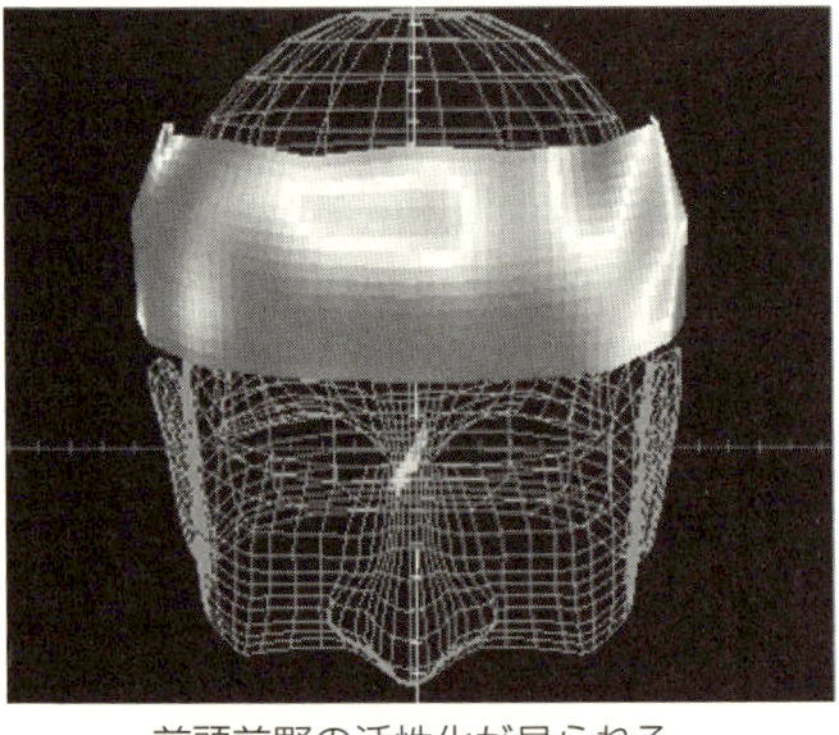

前頭前野の活性化が見られる。

第3章のまとめ

- 「心とからだ、心と病」には密接な関係があり、「心」は「精神的ストレス刺激」と言い換えることができる。
- 精神的ストレス刺激を緩和し、体の恒常性を得る〝脳内リセットシステム〟は、①深く眠る、②楽しく笑う、③涙して泣く、④没頭することによって稼働する。
- 脳内リセット効果は、人間の意識をなくすか、または思考のはたらきが干渉されるため、精神的ストレス刺激が軽減して起こると思われる。

第4章

“自然に治る力”を引き出す

＊自然治癒力の天敵・「精神的ストレス刺激」

私たち人間に限らず、動物はみんな自然治癒力をもっています。しかし、人はほかの動物と比べ、自然治癒力は弱いといわれています。

それでも、皮膚を切ったり骨折したり、手術を受けた際には、皮膚や骨、内臓などの損傷は、経過とともに自然に治癒します。

また、極度の精神的刺激を受けたときでも、これに立ち向かう力が出て異常な精神状態が正常になるなど、心身ともに自然に治療する力を、私たちはもっています。

これらの自然治癒力がなければ、手術などの医療行為ができないばかりか、健康を維持することも不可能です。

この治癒力は、特別なものではありません。みんなに備わっている力です。

治癒力を超えた傷害が加わったとか、治癒力が発揮できないような状態が、病気です。

そして、ときとして、薬、手術、リハビリテーション、放射線治療、コンサルテーションなどの介入（医療）が必要となります。

医療は、この治癒力を損なわないで科学的根拠に基づいた薬を処方したり、外科的治療などを行ない、可能な限りよりよい状態へ回復させることを目的としています。

マスコミなどは、現在の医療は自然治癒力を否定し、薬や医療手技のみを万能と考えていると述べていますが、それは誤りです。数多くの臨床医はこの力をよく認識し、治療を行なっています。

しかしまれに、「この力だけで病気は必ず治る」と、自然治癒力のみを信じている方がいますが、それは問題です。現に、自然治癒力を引き出すという行為を信じ、とんでもない状態になってしまった患者さんを見たことがあります。

自然治癒力を最大限発揮させることは無論、その限界をよく理解することはさらに重要です。

さて、話は元に戻りますが、心身に備わっているこの治癒力を阻害し、ときに病気を発病させ、または悪化させるのは、過激な精神的ストレス刺激です。

したがって、このストレス刺激をなくすか、または軽減することが、私たちに備わっている自然治癒力を発揮させる元となります。

このことは、精神的ストレス刺激が強ければ強いほど皮膚の傷が治りにくい、という事実からも理解できると思います。

この刺激をなくすか軽減するには、何はさておき快眠を得ることです。次に、朝起きてから夜寝るまでの間に笑い、泣き、そして楽しいことに熱中することが大切です。

のちほど、順を追って述べたいと思います。

病気に立ち向かう場合には、このほかに気力と意欲が必要です。これらがなければ、いくら過激な精神的ストレス刺激をなくすか、または軽減したとしても、期待した効果は得られません。

私が「気力と意欲をもて」というのには、それなりの根拠があります。それは、自分自身に自然治癒力が備わっているのだと自覚すると、その直後から病気が快方に向かう事例が数多く報告されているからです。

また、病気がよくなると、喜びやうれしさが生まれ、さらに治癒力が増すという発表もあります。

前述した、乳ガン全摘出術を受けた患者さんの生命予後と心理状態の関係を調べた研究でも、生命予後が一番よかったのは、ガンに負けない強い気力と意欲をもっていた方々でした。

難しい病気に罹《かか》っている方ほど、気持ちが萎えてしまいがちですが、気力と意欲をもって、過激なストレス刺激を軽減した生活を送ってほしいものです。

＊健康・病気回復の妙薬、「睡眠」の効用

睡眠は、脳と身体を休ませるために、必然的に生じた生理現象です。食欲、性欲とともに三大欲求の1つに数えられています。

ヒトの睡眠は、目を動かしているレム睡眠と、動かしていないノンレム睡眠があります。レム睡眠は身体を休ませるのが主なはたらきです。レム睡眠では脳が少し活動しており、前日に経験したことなどを整理しているといわれています。つまり微調整をしているのです。夢は、その過程で生まれるのではないかとも考えられています。

一方、ノンレム睡眠は身体ばかりではなく、脳も休ませます。

睡眠の時間は人によってまちまちです。また、年をとるにつれて、その時間や質が変わってきます。

通常はノンレム睡眠とレム睡眠のサイクルを5～6回繰り返し、目覚めます（図17）。

図17　睡眠のリズム

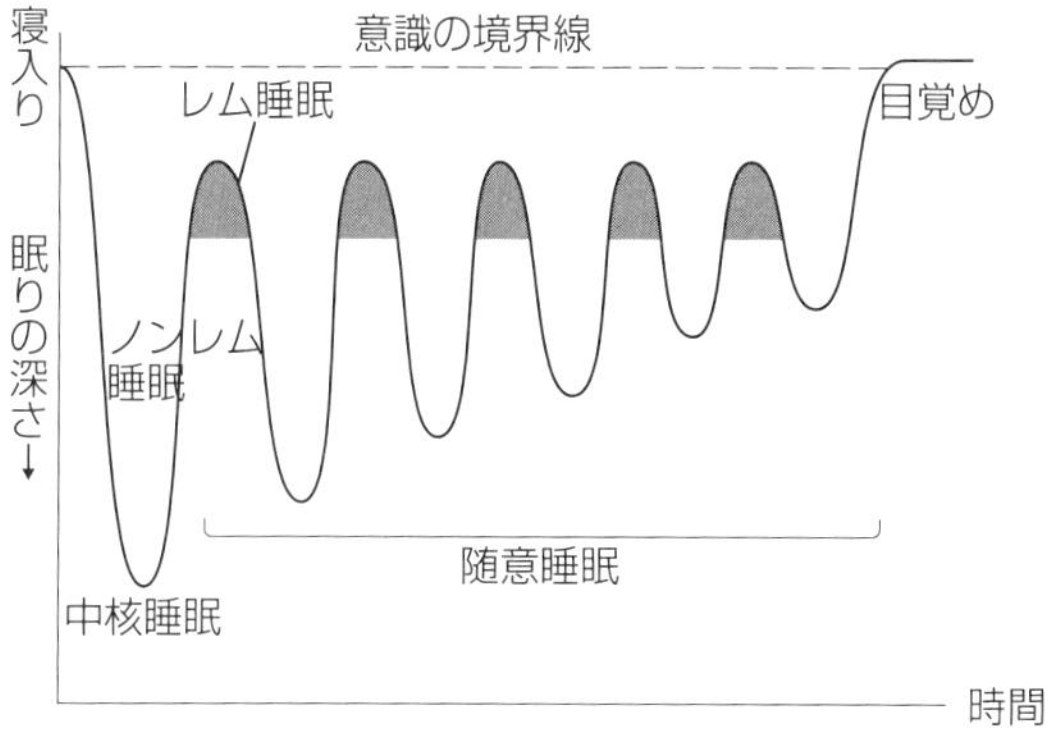

睡眠は最初ノンレム睡眠から始まって、次にレム睡眠と、このサイクルを５～６回繰り返し、最後ノンレム睡眠で目が覚める。
なお、最初の深いノンレム睡眠を中核睡眠、そして他を随意睡眠とも呼ぶ。この中核睡眠が眠りの質を左右しているといっても過言ではない。

最初のノンレム睡眠が一番深い眠りであり、「中核睡眠」と呼ばれていま
す。
極端な言い方をすれば、この睡眠だけでもよいと考えられています。「ゆ
うべは、寝入りばなに起こされて、今朝は眠いよ」と言う人がいますが、理
にかなっています。
眠っている間、体温と血圧は低下します。そして、睡眠ホルモンといわれ
ているメラトニンは脳の松果体《しょうかたい》から分泌され、反対に副腎《ふくじん》皮質から分泌さ
れているコルチゾールは減少します。
目覚めのときにはこの逆の現象が起きます。体温と血圧は徐々に上昇し、
メラトニン量は減少し、コルチゾールは増加するのです。
眠りを導く物質、また、目覚めさせる体内物質は数多く研究されていま
す。1つだけの物質によって睡眠が起きるものではないようです。しかし、
体外物質である睡眠薬は別です。
睡眠の生理作用の一番の効用は、脳と身体を休ませ、疲労をとることで

す。脳、特に大脳の機能を調整しているのです。

また、眠っている間、新陳代謝を盛んにするなどの作用がある成長ホルモンが多く分泌され、疲労をとり、回復させています。

二番目の効果は、深い睡眠（ノンレム睡眠）には、免疫を含めストレス刺激に対応する生体防御機能を回復させる作用があることです。

私が行なった「全身麻酔の実験」で、たった30分間のノンレム睡眠様の状態になると、乱れていた関節リウマチ患者さんの神経系・内分泌系・免疫系の生体防御機能が正されることが明らかになりました。

この結果は、「ノンレム睡眠が生体防御機能を回復させる」という報告を裏づけているのではないでしょうか。

しかし、このように心身の健康を維持するほか、病気をも回復に向かわせるはたらきのある睡眠を阻害するのは、過激な身体的・精神的ストレス刺激です。

このことを説明する1つの実験があります。

＊睡眠が治癒力を引き出す理由

ヒトではなく、動物の実験ですが、ストレス刺激を加えると、視床下部《ししょうかぶ》からCRH、下垂体《かすいたい》からACTH、副腎髄質《ふくじんずいしつ》からアドレナリン、そして交感神経末端からノルアドレナリンが分泌され、これらホルモンが睡眠時間を短縮させるとの報告があります。

通常の日常生活では、私たちは昼間の仕事で少々疲れても、よく眠れ、翌朝すっきり目覚めて心身ともにリフレッシュされます。

しかしときとして、仕事上のこと、友人関係、経済的問題、病気のことなどで、悩み、苦しみ続けることがあります。

このような場合、快眠することはできません。そして経過とともに精神的ストレス刺激はますます強くなり、睡眠のみならず心身が害されることがあります。

また、精神的ストレス刺激の影響を受けやすい病気に罹っている方は、病状が悪化してしまいます。

精神的ストレス刺激をなくすか、または軽減して、治癒力を引き出す睡眠が、過度の精神的ストレス刺激で阻害されるとは困ったことです。見方を変え、もう一度睡眠を考え、そして不眠の対策を述べてみたいと思います。

快眠するためのいくつかの対策を紹介しましょう。

ヒトは、朝に目覚め、夜に眠るという生活を送っています。これは、体内にある生物時計にしたがっているからです。生物時計の中枢は視交叉上核《しこうさじょうかく》にあるといわれ、ちょうど目の奥に位置しています。

では、生物時計は夜になれば眠ると絶対的に規定しているのかといえば、必ずしもそうではありません。

夜が極端に短い白夜とか、反対に外界とは完全に隔離された地下室で時計を持たずに生活すると、夜、眠るほか、昼寝をするようになり、生物時計は1日が24時間ではなく25時間に延びるとの発表があります。

この発表は、私たちの生物時計は生来25時間で、眠りを2回とるようになっていることを示唆しています。現在、私たちの生物時計が24時間に短縮され、夜のみ眠るようになったのは、朝太陽が昇り、夕方陽が沈み、そして夜になるという1日24時間の周期に強く影響を受けているからです。

このことからも、よい睡眠を得るには、この自然の周期にさからわず、まず朝、太陽の光を全身にあび、そして、脳も身体も完全に目覚めさせることが基本です。

そして、昼間は働いて適度に疲労を感じ、夜暗くなったら寝る。これが、理想的な快眠を得る生活様式、規則正しい生活です。

しかし、現代社会では夜は昼間に劣らず明るく、特に都会ではその傾向が顕著です。電気の光も太陽と同じように睡眠ホルモンであるメラトニンの分泌を減少させる作用があり、睡眠を阻害します。眠る前は暗い環境に身を置き、メラトニンの分泌を盛んにすることです。

＊よい睡眠を得る方法

そのほか、眠りに影響を与えるものとして、体温、食事、精神的ストレス刺激などがあります。

体温ですが、眠っている間は日中に比較して低下しています。ですから、睡眠を導入するには体温を下げたほうがよいと考えられますが、必ずしもそうではありません。

スポーツ選手が競技のあとに得られる睡眠の多くは、深い睡眠であるノンレム睡眠であるといわれています。このように、睡眠の導入時はノンレム睡眠であることを考慮に入れると、眠る前は少し体温を上げるとよいでしょう。

眠る前に、ぬるま湯に入るのをおすすめします。このほか、寝る前に軽く体操をすることをすすめている方もいます。

次に、食事ですが、日常生活で、満腹になると眠くなる経験をしたことがあるでしょう。しかし、必ずしも満腹がよいわけではありません。食事の内容が問題なのです。

栄養価の高い食事を与えたラットはよく睡眠をとりますが、低栄養価の食事では睡眠量が減るという報告があります。

睡眠を得るには、栄養価が高い食事をとることが必要なのです。

また、コーヒー、紅茶、お茶も、適量を超えると睡眠を阻害します。

アルコールを「寝酒」として飲まれている方もいますが、（個人差はありますが）量が過ぎると覚醒効果が出て、反対に目覚めてしまい、質の高い眠りは得られません。量には気をつけてください。

タバコもよくありません。「寝タバコ」は論外です。

人間特有の、悩み、苦しみなどの精神的ストレス刺激は、確実に睡眠を阻害します。その対策としては、まずその原因を除去することです。しかしこれは、「言うは易《やす》し、行なうは難《かた》し」です。

私見ですが、ストレス刺激があまり強くないときには、テレビを見たり、音楽を聴いたり、劇場などへ行って楽しく笑ったり泣いたりすることです。私の実験結果からも、こうすることでストレス刺激は明らかに軽減します。ぜひ、一度試してみてください。

いろいろやってみても効果が見られないときには、不眠を専門にしている先生の診察を受けることをおすすめします（病院で処方された精神安定剤や睡眠薬は、あまり怖がらなくてもよいと思います）。

＊無理やりな笑顔ではなく自然な笑いを

マスコミなどは、「笑いは健康によい」「病気、特にガンや糖尿病などを治す力がある」といっています。そして、治療の一環として笑いを半強制的に押しつけ、笑いなさい、笑いなさいと指導している人たちがいますが、私はそれは誤りだと思っています。

笑いの効果は、確かにあります。

しかし、不安、悩み、恐れ、絶望、苦悩などを抱えている方々は、「笑え」

と言われても実際には笑えません。

前にも述べたように、私は関節リウマチの患者さんから、「先生は『笑いはリウマチによいのだから、笑いなさい』と言いますが、こんなに痛くて苦しいのに、『笑え』と言われても笑えません」と言われた経験があります。

確かにそのとおりです。

笑いには条件があります。それは、「笑えるだけの心の余裕がなければならない」ということです。

大学病院で若い先生たちを指導していたとき、「患者さんに笑顔が出てきたら、しめたものだ」と、よく言っていました。

笑顔が出るまでは、何を言っても、何を行なっても、期待した効果が得られないばかりでなく、患者さんとよい関係を築くことさえ難しいのです。

笑いがよいからといって、誰でも彼でも強要するものではありません。かえって、それが負担になって病気が悪化してしまうことがあります。

また、私の経験から、普段の日常生活を送っているなかでも笑いの効用が見られます。特別に場を用意しなければならないものではありません。

笑いの適応の限界を、ぜひ理解してください。適応を誤らなければ、次に述べるように、大変よい効果が得られます。

＊“笑いの4つの効果”は本当か？

笑いには、爆笑、哄笑《こうしょう》、微笑、嘲笑、苦笑、照れ笑い、泣き笑い、薄笑いなど、いくつもの笑いがあります。

このなかで、心身のストレス刺激をなくすか、または軽減するのは、爆笑と哄笑です。思いきり笑って、頭の中を真っ白にすることです。笑ったあと、何か残るような笑いはダメです。

笑いが心身の健康によいことは、非常に古くから知られています。

哲学者のニーチェは「人間だけがこの世で苦しむため、笑いを発明するほかなかったのだ」と、また、哲学者のアランは「幸福だから笑うのではなく、笑うから幸福なのだ」と言っています。

このように、笑いの効果を最初に記載したのは医学者ではなく、哲学者たちです。

医学領域で笑いの効果を広く認めさせたのは、アメリカ人のノーマン・カズンです。カズンは医師ではありませんが、自分自身の闘病記を世界的に有名な医学雑誌『New England Journal of Medicine』に発表したことで有名になりました。

その内容を簡単に紹介します。

１９６４年、彼はアメリカのユネスコ代表の団長として、ソ連（現在のロシア）に行きました。大変な強行軍で、劣悪な宿泊施設でもあったためか、帰国後体調をくずし、発熱、多発性関節痛、そして身体のこわばりなどの症状が出てきました。

入院時の検査値で炎症の程度を示す赤沈値が、１時間１１５ミリメーター（正常値：1時間15ミリメーター）と高値であることなどから、膠原《こうげん》症と診断されました。

しかし、彼は旅行中に過度の心身のストレス刺激を受け、生体防御システムがはたらき過ぎ、副腎皮質が疲弊《ひへい》したから発病したと考え、自然治癒力を発揮させれば自分の病気は治ると考えました。

そして、病院での治療を拒否し、ビタミンCの大量点滴と、自分を積極的に明るくするため、喜劇映画やドッキリカメラのビデオを見ることに集中しました。

経過は順調で、数か月後には職場に復帰するまでに回復しました。

以上がカズンの発表ですが、病名などいくつかの点で首をかしげるものの、ストレス刺激に対応している副腎機能を、楽しい笑いで回復させようという発想は大いに賛同します。病気の違いを問わず、治療の基本だと思うからです。

なお現在、私が提唱している「脳内リセット」以外に、笑いの効果として、

(1)心肺機能の増強

(2)ウイルス感染やガンなどに効果を発揮するＮＫ細胞活性化の増強

(3)血糖値の改善
(4)アレルギー病の症状改善
などが挙げられています。

＊効果があるのは、頭の中が真っ白になる笑い

確かに楽しい笑いには以上のような効果が見られますが、ここで少し厳しい意見を述べます。
(1)心肺機能の増強……これは誤りないと思います。爆笑や哄笑では、笑っている最中は手足を動かすので、車イスなどを用いている重度身障者のリハビリテーションにもよいといわれていることをつけ加えたいと思います。
(2)ウイルス感染やガンなどに効果を発揮するNK細胞活性化の増強……問題があります。私たちの数回にわたる「楽しい笑いの実験」では、基準値（正常値）より低い値のものは基準値まで上がり、それ以上にはなりませんでした。値が正常化することは確かですが、治療効果が得られるまで値が高

くなるかは疑わしいです。

マスコミなどで、「笑いはガンによい」とよくいわれていますが、あくまでも基準値範囲内に戻るのであって、それ以上のことは何もいえないのが現状だと思います。

ただ、笑いが気分を明るくすることは疑いのない事実です。

(3)血糖値の改善、(4)アレルギー病の症状改善……楽しい笑いで改善されることに異議はありません。理論的に確証も得られるはずです。ただし、効果の持続期間は不明です。

糖尿病、アレルギー病は過度の精神的ストレス刺激で悪化します。私が行なった「楽しい笑いの実験」では、笑ったあと、乱れていた神経（自律神経）系・内分泌系・免疫系が正されました。

この結果は、笑いにはストレス刺激を軽減する作用があることを意味しています。これが笑いの効果の本質なのです。ですから、「楽しい笑いの実験」で糖尿病や、アレルギー病が改善するのは当然なのです。

この効果を、長く確実に持続させるためは、日常生活で明るく、そしてラジオ、テレビ、ときには映画や寄席《よせ》などで思いきり笑うことではないかと思います（残念なことに最近のテレビの笑いの質はよくありません。なぜなら、頭の中が真っ白になるようなスッキリとした笑いではないからです）。

このほか、脳機能障害のリハビリテーションの一環として、笑いが注目されてきています。その詳細は、次項の「泣く」のなかで述べます。

さらに、映画でも有名なパッチ・アダムスの始めた、主に小児病棟における「ケアリングクラン」療法、「クリニッククラン」療法があります。子どもは大人に比べ、おもしろいこと、楽しいことに素直に反応するため、よい効果が得られます。病気で苦しんでいる子どもたちを明るくするのは、大変よいことだと思います。

楽しい笑いは、副作用のない一服の薬なのです。

最後に、くどいようですが、笑いがよいからといって無理強いするのは絶対よくありません。また、笑いは楽しく、頭の中が真っ白になるような爆笑や哄笑がよいのです。ほかの笑いでは効果が得られないばかりか、かえって悪化させる可能性さえあります。

これらの点を、ぜひ理解してください。

なお、楽しい笑いは、神経系・内分泌系の乱れない健康な方々には、まったくはたらきかけません。しかし、気分を明るくするため、病気の予防効果は期待できます。

＊笑えなければ、泣くのもよい

悲しい映画やテレビなどを見て泣く場合も、笑いと同じようにストレス刺激をなくすか、または軽減する作用があります。これについては、疑っている方も多いのではないでしょうか。

「身内の死亡や経済的損失など、過度の精神的ストレス刺激があるから泣くのであって、ストレス刺激が軽減するなんて考えられない」という意見が、少なからずあります。

しかし、私の考えは、泣くまでが過度の精神的ストレス刺激状態であっても、泣くことによって、このストレス刺激は軽減する、ということなのです。悲しい映画などを観て泣いたあと、すっきりした経験のある方も多いと思いますが、それに近いのです。

私たちは、過度の精神的ストレス刺激で笑うに笑えないような状態に追い込まれた場合、泣くことで対応しているのです。

泣くことは、笑うことで対応できないような、より強い精神的ストレス刺激をなくすか、または軽減させる作用があります。

しかしときには、泣くにも泣けないほどの過激なストレス刺激が加わることがあります。

この場合、生体には「忘れる」という反応が起きます。いわゆる「記憶喪失」です。

これは、心の病を引き起こしてしまうことさえあります。ですから、泣くことができるか否かは、非常に大切な意味をもっています。

最近、笑えないばかりではなく、泣けない人が増えてきているという話を聞きますが、事実ならば大変問題です。

泣くことには涙がつきものです。しかし、残念ながら涙腺《るいせん》や唾液《だえき》腺などに炎症が起きるシェーグレン症候群やドライアイの方々では、泣いても涙はあまり出ません。まったく出ない人もいます。

私の実験では、涙が出なくとも、シェーグレン症候群を併発している関節リウマチ患者さんが泣くと、確実に神経系・内分泌系・免疫系の乱れが正されるか、またはその傾向が見られました。

＊涙でストレス刺激を洗い流そう

これまで、「泣くことは、過激な精神的ストレス刺激をとる作用があるから泣け」といってきましたが、泣けない立場の方もいます。

いわゆる「恥ずかしい」という社会的概念や制約を強く受けている人たち

です。

泣くことの効用はよく理解できたが、いろいろと制約があって泣けない、という方々の参考になる手段があります。

それは、ビートたけしさんの「赤信号、みんなで渡れば怖くない」の考えにしたがって、映画館や劇場でみんなと一緒に泣くのです。逆に、自室で1人でこっそり、ビデオを見て泣くのもよいでしょう。

繰り返しますが、泣くことは、笑うこと以上に、精神的ストレス刺激をなくしたり、軽減したりする作用があるのです。

また、過度の精神的ストレス刺激を受けていない人たちにとっても、神経系・内分泌系・免疫系になんら影響を及ぼすこともなく、気分をすっきりさせるという効用があります。

泣くことと病気との関係を研究した医学論文は、ほとんどありません。手前みそになりますが、科学的手法を用いて泣くことの効用を発表したのは、今のところ私以外にはいません。

泣くことも笑うことと同じように、副作用のない薬です。

ぜひ、過激な精神的ストレス刺激に対し、泣くことの効用を認識してください。笑うこと以上にその効果はあるのです。

第4章のまとめ

- 私たちには、ケガなどが自然に勝手に治るという、〝自然治癒力〟が備わっている。自然治癒力が損なわれた状態が〝病気〟である。
- 自然治癒力を高め、病気に効果があるのが、①深く眠る、②楽しく笑う、③涙して泣く、④没頭する、ことである。
- この4つは、いわば〝副作用のない薬〟。無理をしない範囲で生活に取り入れることで〝脳内リセットシステム〟がはたらき、病気を防ぐことにつながる。

データ編

ここでは、本文中で述べた病気や実験のさらに詳しい数値をご紹介しています。

第2章・糖尿病について

＊血糖値の増減のしくみ

糖尿病は、大きくⅠ型とⅡ型に分類されています。

Ⅰ型はインスリンに対する自己免疫反応が起きたり、または膵臓《すいぞう》のβ細胞が破壊され、その結果インスリンの分泌量が減少してしまったタイプで、若い方によく発症する糖尿病（若年性糖尿病など）です。

Ⅱ型とは、過食や肥満が続いてインスリンの分泌量が相対的に減少していたり、またはその機能が疲れ弱ってインスリンの量が不足しているタイプで

図18　血糖値減少のしくみ

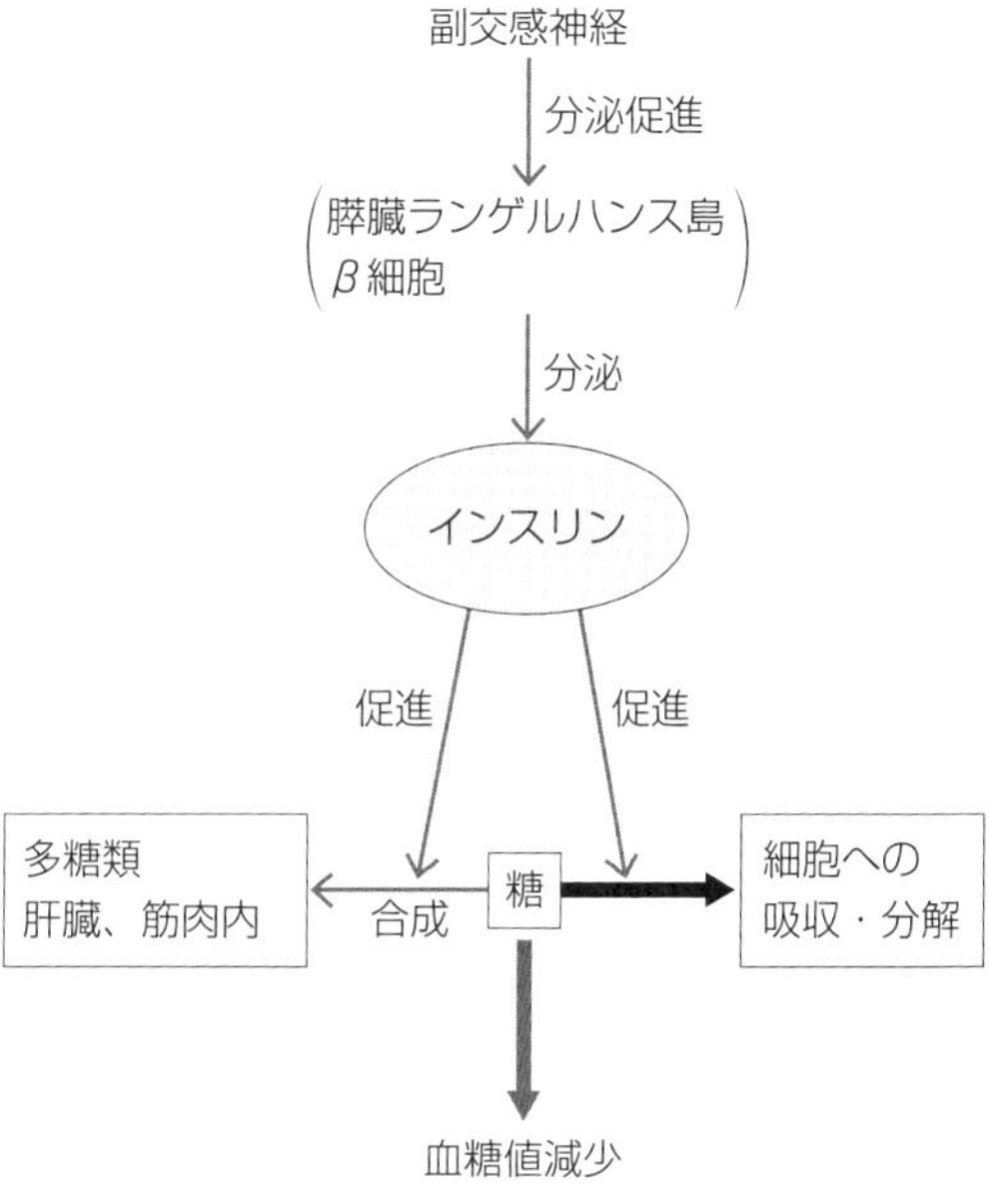

インスリンには血糖値を下げる作用がある。なんらかの原因でインスリンの分泌量が相対的に減少すると血糖値は上昇し、糖尿病になるかまたは糖尿病が悪化する。

す。中年以上の人たちによくみられ、ほとんどの糖尿病はこのII型に属します。

では、治療の良し悪しの目安でもある血糖値は、どのようなしくみでコントロールされているのでしょうか。

インスリンは、糖を細胞内へ吸収・分解し、肝臓、筋肉で多糖類に変えて蓄えるなどの作用があり、結果的には血糖値を減少させます（図18）。

一方、グルカゴンは肝臓や筋肉に蓄えられている多糖類を糖に変え、血糖量を増加させます。

しかし、血糖値を上昇させるのはグルカゴンだけではありません。副腎皮《ふくじん》質から分泌されるコルチゾールと、その髄質から産生されるアドレナリンも血糖値を上昇させます。

コルチゾールは、臓器や細胞中のタンパク質を糖に、また、アドレナリンはグルカゴンと同じように、肝臓や筋肉内の多糖類を糖に変え、血糖量を増加させます（図19）。

図19　血糖値増加のしくみ

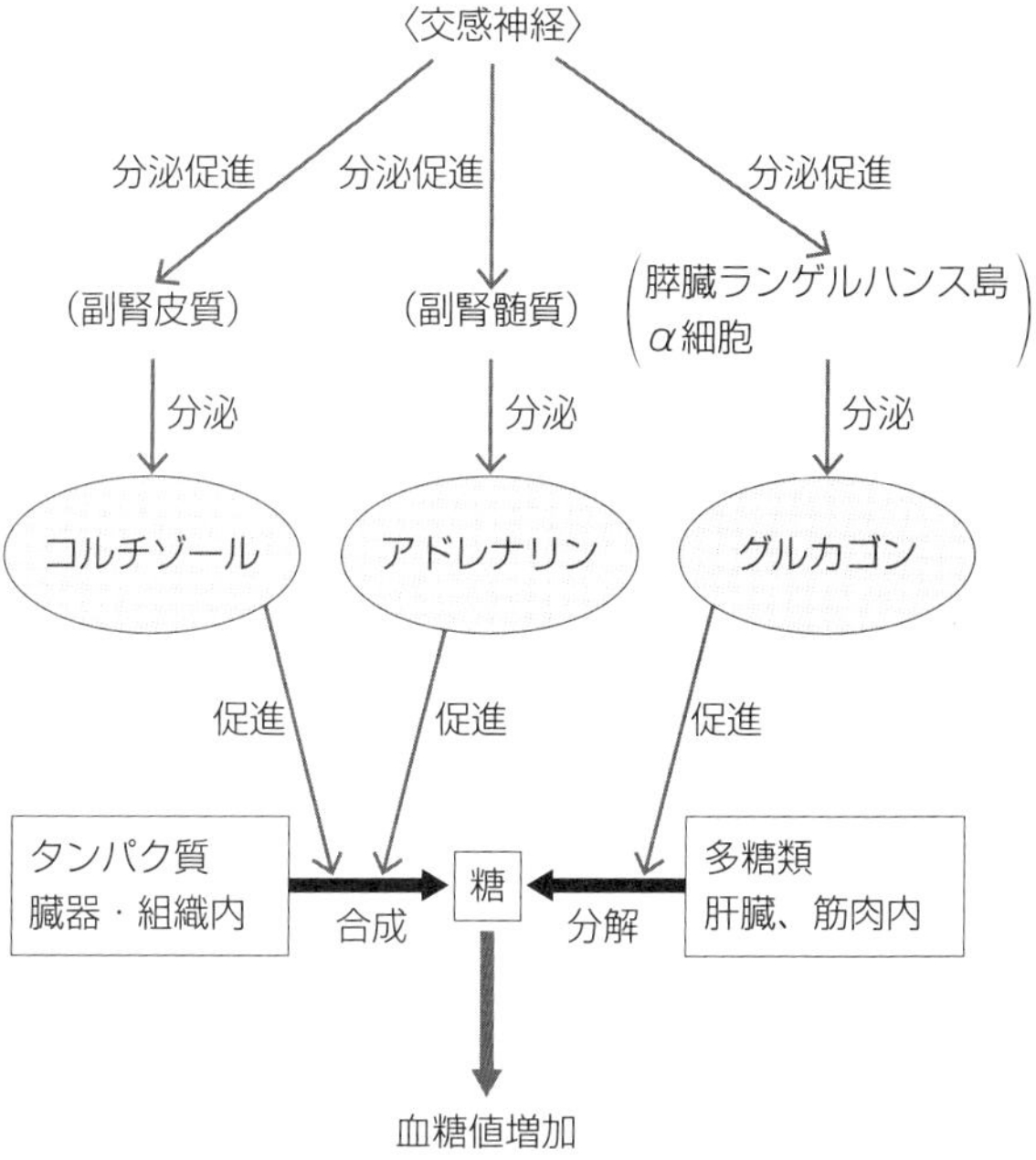

精神的、または身体的ストレス刺激が加わると、交感神経を介してコルチゾール、アドレナリン、グルカゴンが分泌され、その結果血糖値が上昇する。
このようなしくみでストレス刺激は糖尿病を悪化させる。

図20　血糖値を維持するしくみ

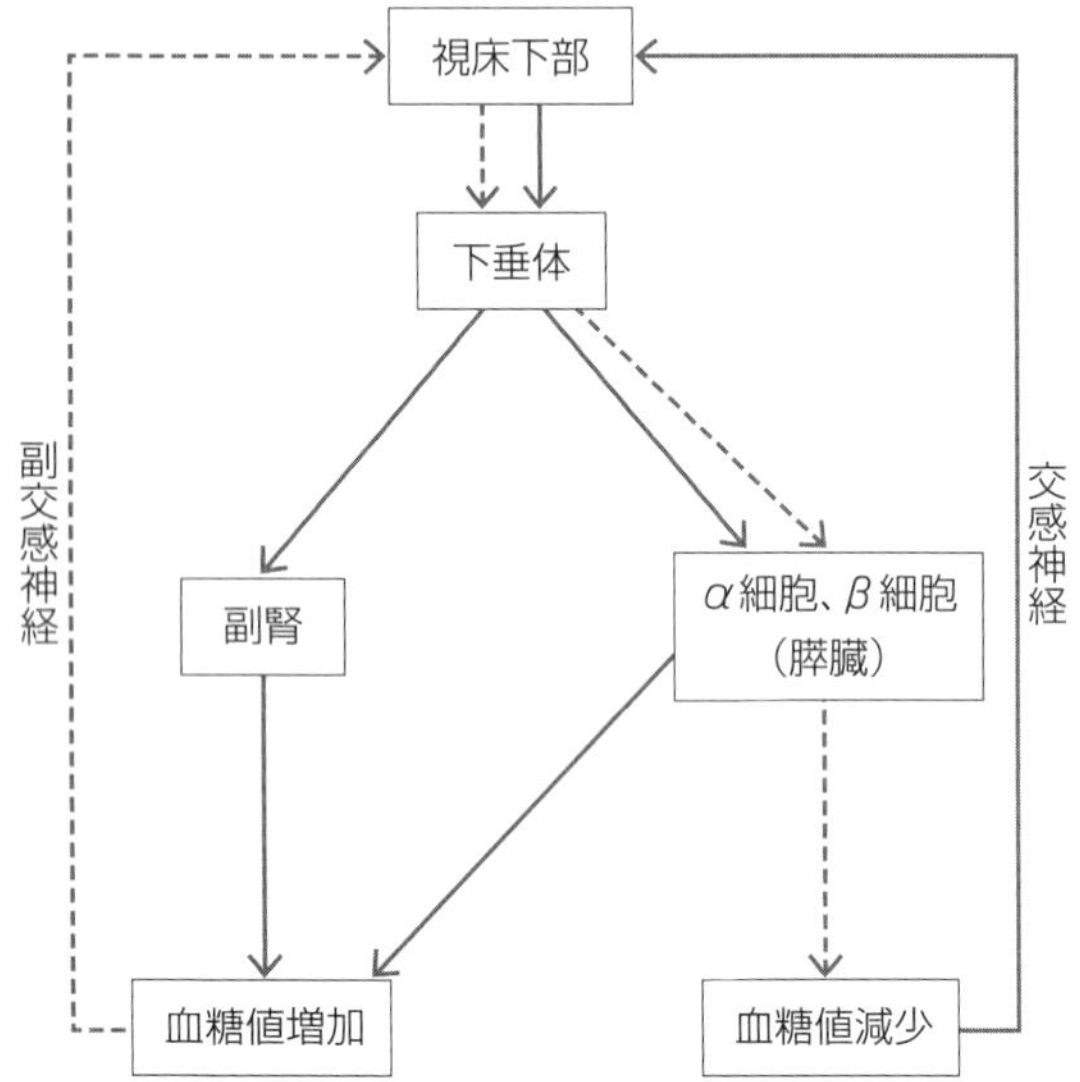

血糖値が上昇すると、副交感神経を介してインスリンが分泌され血糖値が低下する。一方、血糖値が低下すると反対に交感神経を介し、コルチゾール、アドレナリン、グルカゴンが産生され血糖値が上昇する。
ストレス刺激が加わり交感神経のはたらきが優位になると、血糖値は上昇する。

コルチゾールとアドレナリンは、身体的・精神的に強いストレス刺激が加わったときに多く分泌される物質ですから、ストレス刺激は糖尿病にとっては大敵です。

食事をしたり、適度にビールやお酒を飲んだりしても、血糖値はあまり変動しません。それは、血糖値が低下すると、交感神経を介してコルチゾール、アドレナリン、グルカゴンの分泌量が増加し、血糖値を上げるからです。

反対に、血糖値が高いと、副交感神経を通じてインスリンの分泌が盛んになり、血糖量を減少させます。このようなフィードバック機構のおかげで、血糖値は維持されているのです（図20）。

第3章・各実験について

＊楽しい笑いの実験データ（第1回・1995年）

実験に参加されたのは、関節リウマチ患者さん26人、コントロール（対照）として、健康な人たち31人。

この方々を対象に、落語を観賞する前後に、落語の楽しさ、気分、神経症、疼痛《とうつう》の程度などを測定するアンケート調査と、神経系（自律神経系）・内分泌系・免疫系のはたらきを反映している物質の量を、採血して調べました（表6）。

採血して測定した項目は、痛みを和らげるとともに多幸感などをもたらすβ－エンドルフィン、メチオニンエンケファリン、これらの物質の反対の作用を示すサブスタンス－Pなどの神経伝達物質、そしてストレス刺激に反応

表6　測定項目

項目	方法
おもしろさの程度	アンケート調査で
気分の程度	アンケート調査で
神経症の程度	アンケート調査で
疼痛の程度	アンケート調査で
β-エンドルフィン、メチオニンエンケファリン	採血で
サブスタンス-P	採血で
アドレナリン、ノルアドレナリン、ドーパミン	採血で
CRH、ACTH、コルチゾール	採血で
CD4/CD8比、CD57、NK細胞活性	採血で
インターロイキン-6、インターフェロン-γ	採血で

する交感神経の機能が亢進《こうしん》した際に分泌されるアドレナリン、ノルアドレナリン、ドーパミン。さらに、内分泌系、つまり視床下部《ししょうかぶ》より分泌されて下垂体《すいたい》に作用し、副腎皮質刺激ホルモン（ACTH）を分泌させる副腎皮質刺激ホルモン放出ホルモン（CRH）と、ACTHの作用で副腎皮質から分泌されるコルチゾール。免疫系では、免疫反応が亢進しているか否かを見るCD4／CD8比、ガンやウイルス感染した細胞を攻撃するNK（ナチュラルキラー）細胞の活性、関節リウマチなどの炎症を増悪させるインターロイキン－6など、多岐にわたっています。

特に、副腎皮質から分泌されるコルチゾールは、別名「ストレスホルモン」ともいわれ、その値はストレス刺激の程度を反映しています（図21）。

次に関節リウマチ患者さん群と健康な人たち（コントロール群）の、落語の前後で測定した各項目の値です。

アンケート調査と、採血し測定した項目で、統計学的に1パーセント以下の確率で差が見られた（表内の＊）のは、気分の程度を示すフェイススケー

図21　視床下部・下垂体・副腎皮質軸とコルチゾール

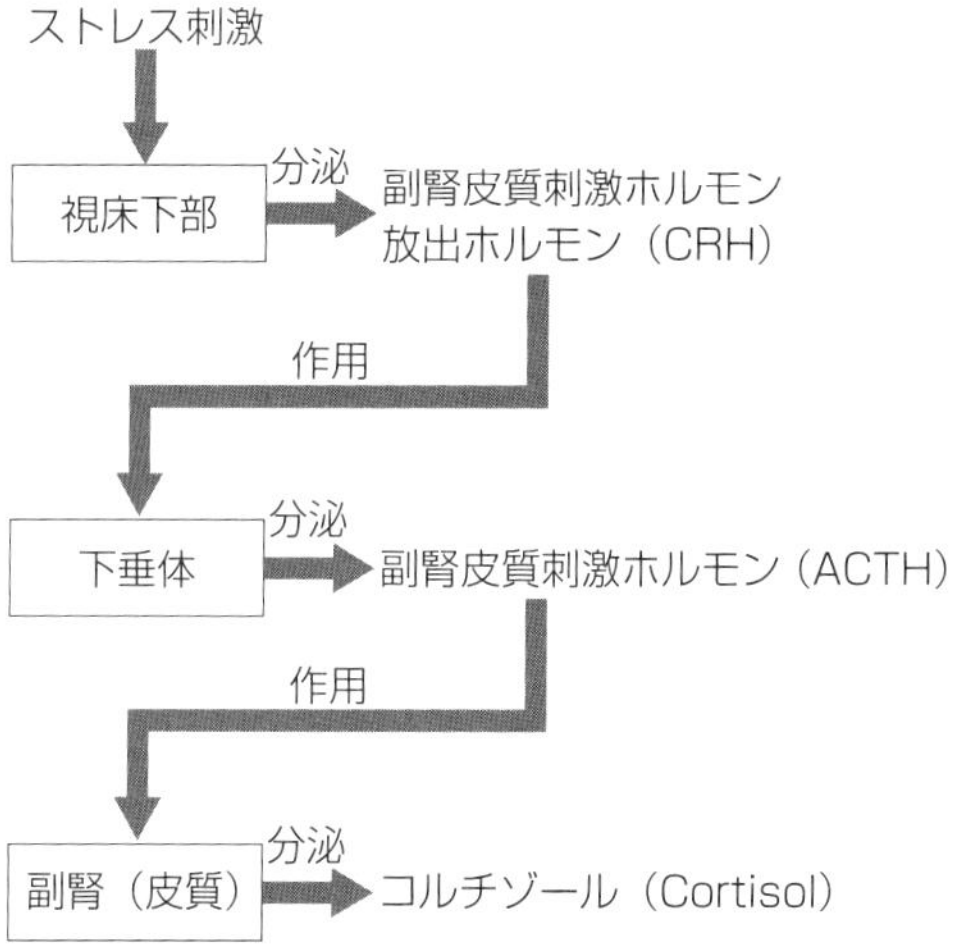

コルチゾール（Cortisol）
身体の恒常性とその維持に欠くことのできないホルモンで、別名ストレスホルモンといわれている。なお、そのほかに、抗炎症作用と、代謝系、中枢神経系、免疫系などのはたらきもコントロールしている、大変重要なホルモン。

ル値、疼痛の程度を反映しているＶＡＳ値、そしてコルチゾール値、インターロイキン－６値、インターフェロン－γ《ガンマ》値、ＣＤ４／ＣＤ８比です（表７）。

これら統計学的有意差が見られた項目以外で、「楽しい笑い」の前後でコントロール群と関節リウマチ群で有意差が認められたのは、アンケート調査ではＣＭＩ値、採血した項目では神経系物質のβ－エンドルフィン、ノルアドレナリン、ドーパミン、内分泌系のＡＣＴＨ、免疫系のＣＤ４／ＣＤ８比とインターロイキン－６でした（表８）。

余談ですが、現在関節リウマチの薬として、炎症を悪化させるインターロイキン－６の活性を抑える物質が臨床に応用され、非常に高い治療効果が得られています。

表7　楽しい笑いの前後で統計学的有意差が見られた項目

	関節リウマチ群	
	前	後
気分の程度（フェイススケール値：数字）	7.2±4.7	2.1±1.5*
疼痛の程度（VAS値：センチメートル）	4.7±3.7	3.1±2.5*
コルチゾール（μg/dl）	11.5±5.3	8.3±3.2*
インターロイキン-6（pg/ml）	34.0±37.9	10.6±8.1*
インターフェロン-γ（pg/ml）	73.8±54.6	41.1±30.8*

	コントロール群	
	前	後
気分の程度（フェイススケール値：数字）	7.4±3.7	2.4±2.2*
疼痛の程度（VAS値：センチメートル）		
コルチゾール（μg/dl）	10.3±3.6	10.3±3.1
インターロイキン-6（pg/ml）	1.8±2.1	2.3±2.8
インターフェロン-γ（pg/ml）	55.1±31.3	39.7±32.2*

*p<0.01

表8　関節リウマチ患者と健康人の比較

	測定項目	関節リウマチ群	コントロール群	有意差
神経系物質	β-エンドルフィン	3.88±1.13	5.36±1.57	＊＊＊
	メチオニン-エンケファリン	7.35±3.72	8.59±4.04	N.S.
	サブスタンス-P	13.08±9.41	11.71±8.91	N.S.
	アドレナリン	0.034±0.019	0.026±0.011	N.S.
	ノルアドレナリン	0.440±0.211	0.256±0.101	＊＊
	ドーパミン	0.019±0.017	0.012±0.002	＊
内分泌系物質	CRH	12.30±8.84	15.82±8.58	N.S.
	ACTH	6.98±5.43	23.66±8.47	＊＊
	コルチゾール	11.46±5.28	10.31±3.60	N.S.
免疫系物質	CD4/CD8比	2.04±1.34	1.33±0.44	＊＊
	CD57（%）	23.18±17.43	22.42±8.88	N.S.
	ナチュラルキラー細胞活性（%）	35.56±16.89	43.60±14.57	N.S.
	インターロイキン-6 (pg/ml)	34.04±37.92	1.80±2.05	＊＊＊
	インターフェロン-γ (pg/ml)	75.47±58.40	58.80±37.19	N.S.

平均値±標準偏差　　N.S.：有意差なし　　＊ p＜0.05
＊＊ p＜0.01
＊＊＊ p＜0.001

＊全身麻酔の実験データ（第1回・1999年）

実験対象は、人工股関節または膝関節の手術を受けた関節リウマチ患者さん22人、コントロール（対照）として自律神経系・内分泌系・免疫系に乱れがない変形性股関節症、または膝関節症の患者さん8人。

実験方法は、全員、手術当日は午前8時半に手術台の上に寝かせ、その後1～2分経過してから全身麻酔をかける。そして30分後の午前9時に執刀することとしました。

採血は個々の患者さんの基準値を得るため、前日の午前8時半と午前9時に、そして手術当日は麻酔をかける直前の午前8時半過ぎ、麻酔がかかり意識消失し30分経過した執刀直前の午前9時の4時点で行ないました。

採血量はそれぞれ約10ml、測定項目はインターロイキン－6、アドレナリン、ノルアドレナリン、ドーパミン、CRH、コルチゾールです。

炎症を悪化させるインターロイキン－6値は、関節リウマチ群では前日の

図22　関節リウマチと変形性関節症患者の全身麻酔下のインターロイキン-6値の変動

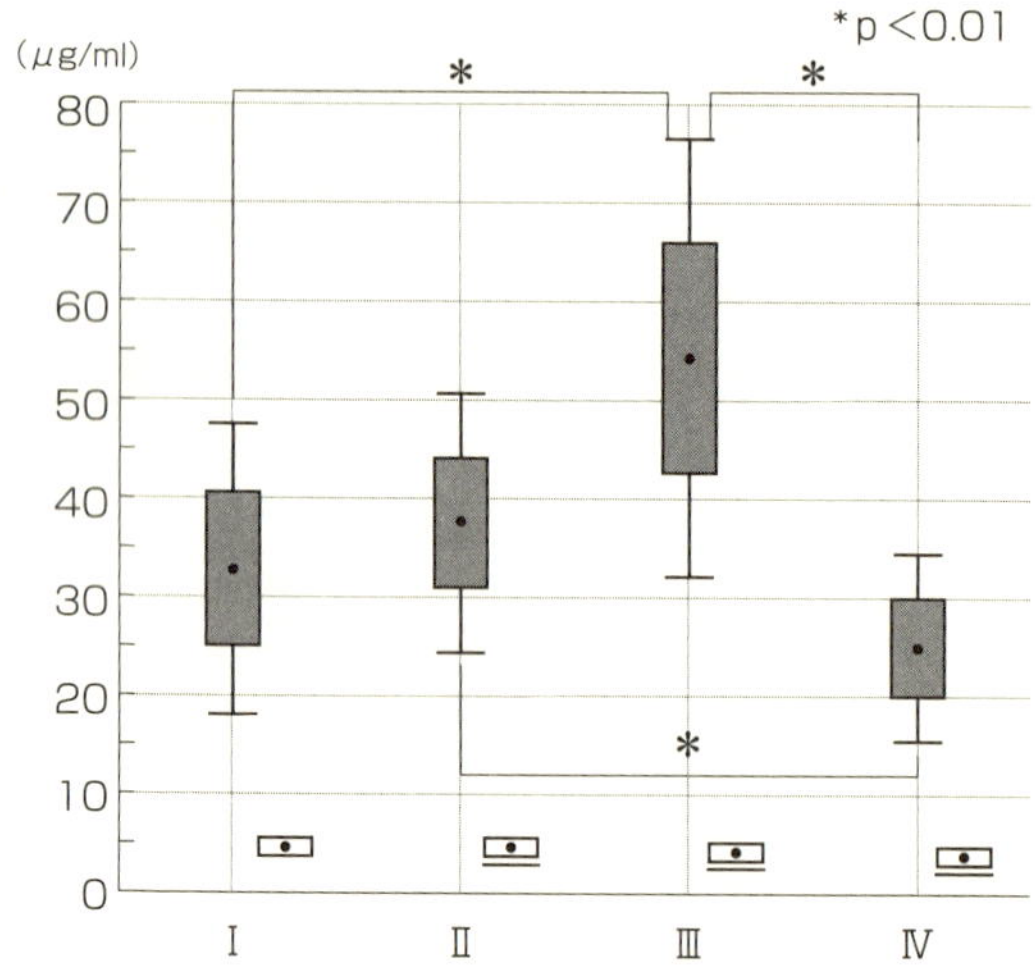

Ⅰ：手術前日　午前8：30

Ⅱ：手術前日　午前9：00

Ⅲ：手術当日　午前8：30
（全身麻酔直前）

Ⅳ：手術当日　午前9：00
（執刀直前）

関節リウマチ患者

変形性関節症患者
（コントロール）

基準値に比較し、手術台上で有意に高くなり、反対に30分の麻酔（意識消失）でその値は有意に減少しました（図22）。

なお、前日の値に比較し有意差は見られませんでしたが、減少の傾向にはありました。

測定したほかの物質でインターロイキン－6と同じような変動を示したのは、ストレスホルモンのコルチゾールと緊張時に分泌されるアドレナリンでした（図23、24）。

ほかのストレス刺激との関連が見られるノルアドレナリン、ドーパミン、CRH値にも同じような動きが見られましたが、有意差はありませんでした。

一方、コントロール群ではすべての物質で、有意差のある変動は認められませんでした。

このほか、全員に手術の翌々日に手術台の上での恐怖心や不安に関するアンケートをしてもらいましたが、全員、中等度以上の不安感や恐怖心が生

図23　関節リウマチと変形性関節症患者の全身麻酔下のコルチゾール値の変動

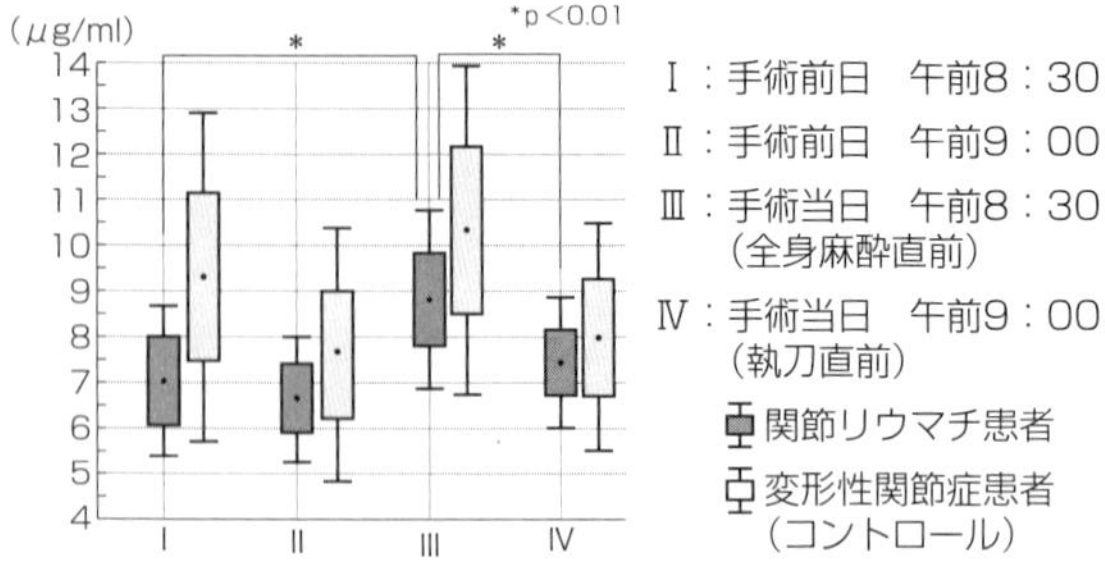

図24　関節リウマチと変形性関節症患者の全身麻酔下のアドレナリン値の変動

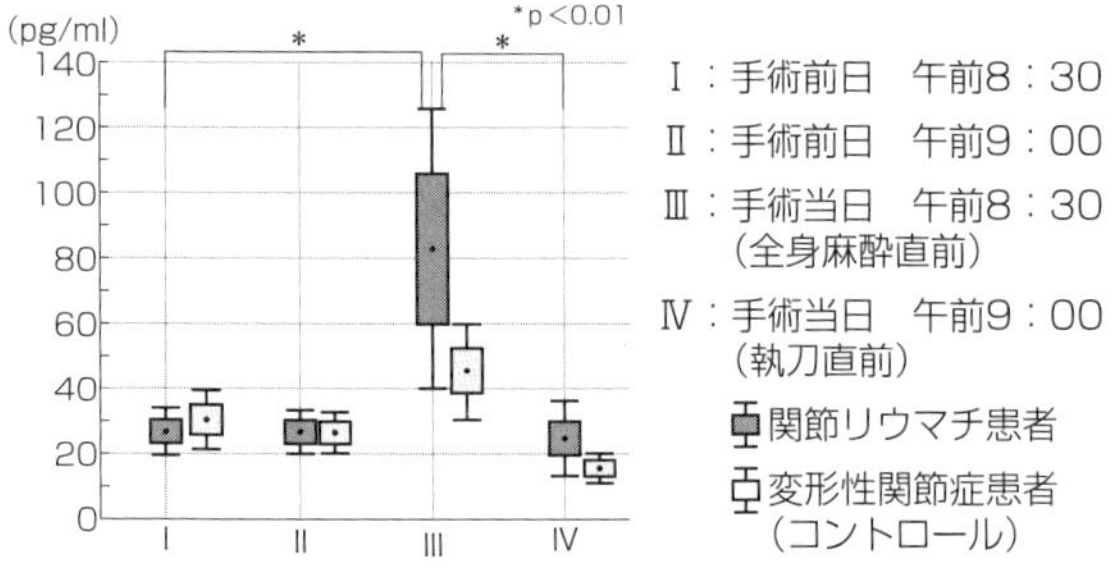

じ、うち25人は極度の状態であったと答えていました。

＊涙して泣く実験データ（第1回・2001年）

実験に参加されたのは、関節リウマチ患者さん20人、健康な方々（コントロール群）20人。

実験方法は「楽しい笑いの実験」と同じように、泣いた前後で採血し、ストレスホルモンのコルチゾール、免疫機能を反映しているインターロイキン−6、CD4／CD8比、NK細胞活性、そして炎症の程度などを判定するCRP値を測定するとともに、あとに泣いたか否かをアンケート調査で調べました。

落語のあと、採血して調べた項目の値の変動は、予測したとおりでした。

関節リウマチが悪化している患者さんたちは、コントロール群に比較して値が高かったコルチゾール、インターロイキン−6、CD4／CD8比は、泣いたあと有意に減少しました。

図25　泣く前後でのコルチゾール値の変動

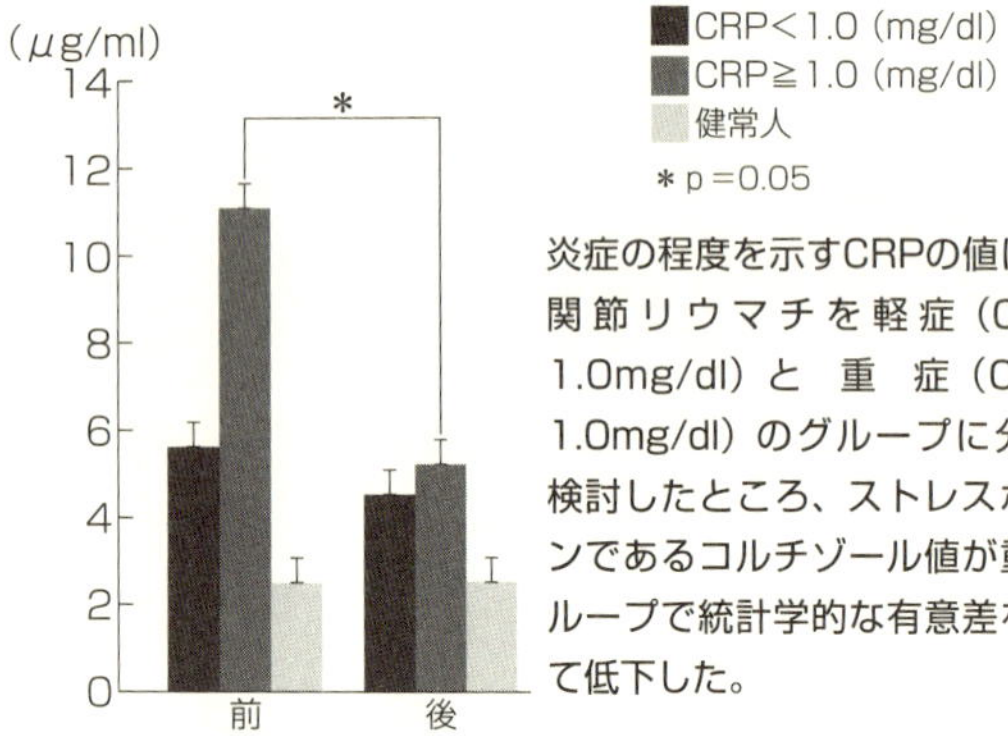

炎症の程度を示すCRPの値により関節リウマチを軽症（CRP＜1.0mg/dl）と重症（CRP≧1.0mg/dl）のグループに分けて検討したところ、ストレスホルモンであるコルチゾール値が重症グループで統計学的な有意差をもって低下した。

図26　泣く前後でのインターロイキン-6値の変動

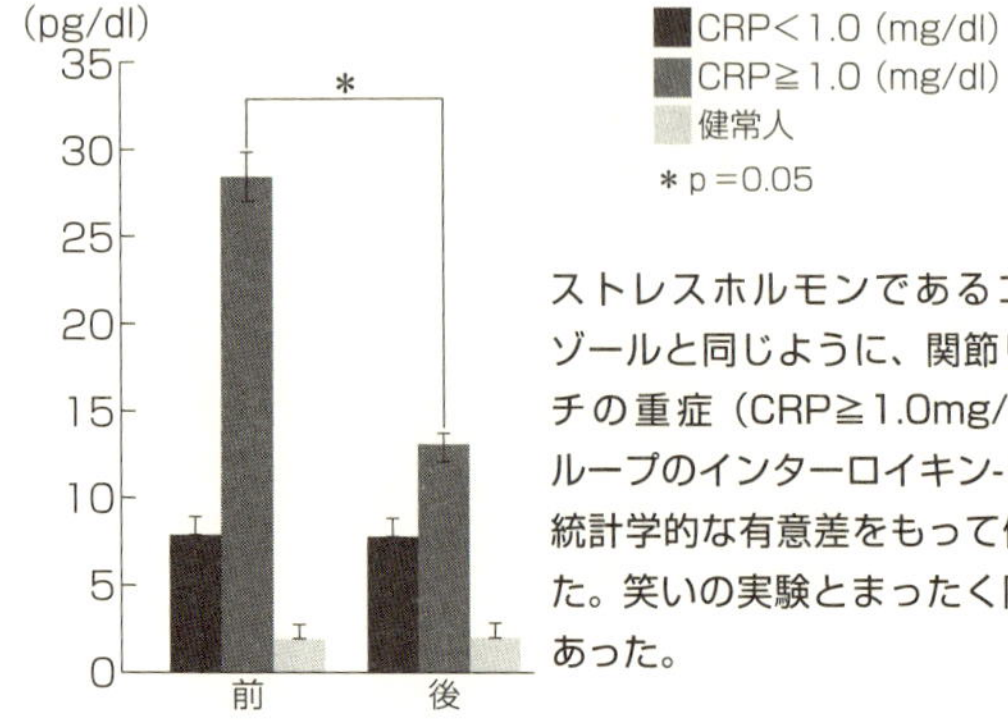

ストレスホルモンであるコルチゾールと同じように、関節リウマチの重症（CRP≧1.0mg/dl）グループのインターロイキン-6値が統計学的な有意差をもって低下した。笑いの実験とまったく同じであった。

図27　泣く前後でのNK細胞活性値の変動

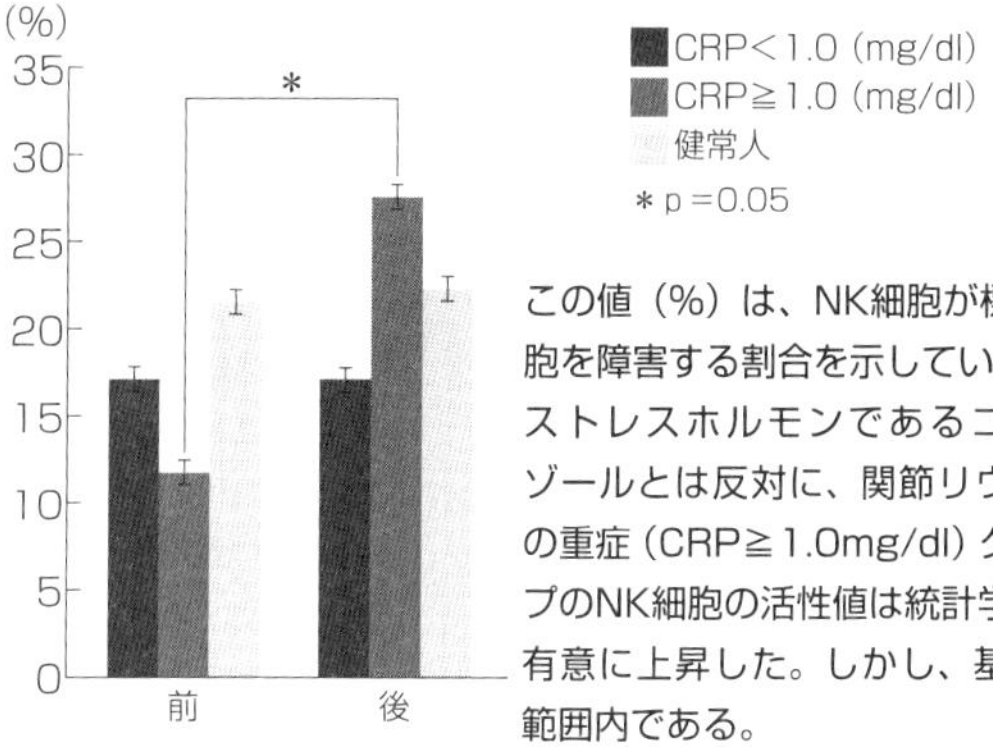

この値（%）は、NK細胞が標的細胞を障害する割合を示している。ストレスホルモンであるコルチゾールとは反対に、関節リウマチの重症（CRP≧1.0mg/dl）グループのNK細胞の活性値は統計学的に有意に上昇した。しかし、基準値範囲内である。

また、値が低かったＮＫ細胞活性は有意に増加しました。なお、コントロール群は「楽しい笑いの実験」と同様、不変でした（図25、26、27）。

＊全身麻酔の実験データ（第2回・2002年）

実験方法は、「楽しい笑いの実験」「涙して泣く実験」と同じ。

測定した項目は、第1回目の全身麻酔の実験と同じようにアドレナリン、ノルアドレナリン、ドーパミン、ＣＲＨ、ＡＣＴＨ、コルチゾールと、免疫機能を司《つかさど》っているリンパ球やマクロファージです。

また、炎症に関与している滑膜細胞、線維芽細胞などから分泌され、炎症を増悪させるインターロイキン－6、ＴＮＦ－α（腫瘍壊死性因子）、反対に炎症を抑えるインターロイキン－Ｉレセプターアンタゴニストとβ ＴＮＦ－αレセプターＩならびにⅡなどです（表9）。

この実験でも、特に、関節リウマチ患者さんでは、たった30分間の全身麻酔（意識消失）で、炎症を増悪させるインターロイキン－6とＴＮＦ－α値が、麻酔をかける前の値より有意に低くなり、反対に炎症を抑えるインターロイキン－Ｉレセプターアンタゴニストは有意に高くなりました。

表9　炎症に関与しているサイトカイン

〈炎症を悪化させるサイトカイン〉
インターロイキン-1
インターロイキン-6
インターロイキン-8
腫瘍壊死因子（TNF）-α　など

〈炎症を悪化させるサイトカイン〉
インターロイキン-4
インターロイキン-10
インターロイキン-1レセプターアンタゴニスト
可溶性インターロイキン-6レセプター
可溶性TNFレセプターⅠならびにⅡなど

しかし、炎症を抑えるＴＮＦ－αレセプター－ⅠとⅡは減少しました。この理由は、ＴＮＦ－αが有意に減少した結果だと推測されます。

ほかの研究者も、同様な成績を発表しています。

全身麻酔で意識が消失し、精神的ストレス刺激がなくなると、関節リウマチの炎症を悪化の方向に導く異常な免疫反応が正されることが明らかになりました。

おわりに

私たちは、朝、目覚め、夜、寝るまでの間に、なんらかの精神的ストレス刺激を受けています。ときには、過激なストレス刺激にもさらされます。「楽しい笑い」や「泣く」ことが、激しい精神的ストレス刺激をなくすか、または減少させることは知っていても、そうすることができないことがあります。

そのような場合、「笑い」や「泣く」以外にも、ストレス刺激を軽減する方法があります。

それは、「楽しいことに熱中する」ことです。その医学的根拠は、本書で紹介した「怪談噺」の実験結果です。

怪談噺は、かえって精神的ストレス刺激を与えてしまうのではないか、と思われていましたが、そうではないのです。

実際に聴かれた方はわかると思いますが、噺に引き込まれ、何もかも忘れてしまいます。少し解釈に無理があるかもしれませんが、何かに熱中している状態に大変よく似ているのです。

「熱中する」に「楽しいこと」と形容詞をつけ加えたのは、仕事中毒でもよいのではないかと誤解されかねないからです。楽しいと感じ、スポーツなどに熱中すれば、意欲、気力が出ますし、体内ではβ－エンドルフィンなどの分泌が高まり、心身によい影響をもたらすといわれています。

では、「楽しいことに熱中する」とは、何を指しているのでしょう。ガンに罹《かか》っている患者さんたちが難しい山を踏破したなどがそれにあたります。身体に苦痛はあるかもしれませんが、「踏破する」という目標に向かい、患者さんたちは外界のことは忘れて夢中で登られたのではないでしょうか。

私も学生時代、少し山登りをした経験があるので、理解できます。踏破したときの患者さんたちの達成感と喜びは、大変なものでしょう。

各自が抱えていた精神的ストレス刺激は、まったくというほど減少してしまったのではないでしょうか。

楽しいことに熱中すると、その間、何もかも忘れてしまいます。

この、「忘れる」ということが大切です。それにより、乱れていた神経系・内分泌系・免疫系が正され、自分のもっている自然治癒力が、より強くなるのです。療養中の方なら、さらに気力と意欲が出てくれば鬼に金棒です。

楽しく熱中できるものは、人によって千差万別です。自分はスポーツが好きだけど、音楽は少し苦手だとか、人それぞれ、好きなものの対象は違います。自分が好きで、熱中できるものを選べばよいのです。

たとえば、ハイキング、旅行、テニス、野球、ゴルフ、水泳、マラソン、音楽、絵画、習字、編み物などなどです。最近、高齢者の間で人気のあるカラオケ、ゲートボールでもよいのです。

ただし、この「楽しいことに熱中する」には落とし穴があります。

それはやり過ぎです。いくら好きだといっても限度があります。その目安は、翌日に疲れが残らないことです。

ぜひ、日常生活で熱中できる楽しいことを見つけ、何もかも忘れる時間をできる限りつくってください。

本書で、過激なストレス刺激をなくすか、または軽減して、おのおのに備わっている自然治癒力を得るためには、睡眠、笑しく笑うこと、泣くこと、楽しいことに熱中するなどの必要性があることについて述べてきました。

このなかで、睡眠以外のものは、目覚めている間、すなわち、意識のある間に効果が見られるものです。

健康を望んでいる方、また、現在、病気で悩み苦しんでいる方たちは、日常生活でできる範囲で楽しく笑ったり、思いきり泣いたり、楽しく熱中できることなどの効用を認識し、ぜひ活用してください。

なお、くどいようですが最後に、快眠をとることは過度の精神的ストレス刺激を無または軽減する基本であることを強調したいと思います。

二〇〇九年七月吉日

吉野　槇一

参考文献

『自殺予防マニュアル　第2版』社団法人日本医師会編集　西島英利監修　明石書店
『脳研究の最前線（下）』理化学研究所脳科学総合研究センター編集　講談社ブルーバックス
『脳と睡眠』井上昌次郎著　共立出版
『脳内リセット！　笑って泣いて健康術』吉野槇一著　平凡社新書
『心身医学』フランツ・アレキサンダー著　末松弘行監訳　学樹書院
『ストレスと病い』吾郷普浩監修　関西看護出版
『からだの中からストレスをみる』日本比較内分泌学界編集　学会出版センター
『ストレスの生物学』室伏きみ子著　オーム社

本書は、「中経の文庫」のために書き下ろされたものです。

吉野　槇一（よしの　しんいち）

1939年東京都生まれ。吉野記念クリニック院長。日本医科大学名誉教授。東京電機大学客員教授。
1965年、日本医科大学卒業。東京大学医学部整形外科学教室に入局、その後、都立墨東病院リウマチ科医長、米国ルイジアナ州立大学整形外科客員教授、日本医科大学リウマチ科教授などを歴任し、現職。
著書に『脳内リセット！　笑って泣いて健康術』（平凡社新書）、『新版 リウマチ』（主婦の友社）、『人工膝関節の合併症』（金原出版）などがある。

本書の内容に関するお問い合わせ先
中経出版編集部　03(3262)2124

中経の文庫

万病のストレスを解消する！　泣き笑い健康法

2009年9月1日　第1刷発行

著者　吉野　槇一（よしの　しんいち）
発行者　杉本　惇
発行所　㈱中経出版
〒102-0083
東京都千代田区麹町3の2　相互麹町第一ビル
電話 03(3262)0371（営業代表）
　　 03(3262)2124（編集代表）
FAX03(3262)6855　振替　00110-7-86836
http://www.chukei.co.jp/

DTP／マッドハウス　印刷・製本／錦明印刷

乱丁本・落丁本はお取替え致します。

ISBN978-4-8061-3456-5　C0177